OBSERVATIONS

SUR L'EFFICACITÉ

DE LA

GRAINE DE MOUTARDE BLANCHE

DANS LES AFFECTIONS DU FOIE,

DES ORGANES INTERNES ET DU SYSTÈME NERVEUX

ET SUR LES PRÉCAUTIONS GÉNÉRALES A PRENDRE

POUR CONSERVER LA SANTÉ ET LA VIE

PAR

CHARLES TURNER COOKE

Médecin consultant et Chirurgien à Cheltenham

Traduit de la cinquième édition anglaise

8e ÉDITION FRANÇAISE

« Quelque espoir que les rêves de la théorie puissent nous donner de parvenir à observer une juste proportion entre la nourriture et le travail, et à tenir le corps dans l'état de santé, en l'alimentant à proportion de ses pertes, nous savons, par le fait que les organes de la vie, s'ils ne reçoivent de l'exercice, dépérissent peu à peu; qu'à mesure que leur vigueur s'affaiblit, il s'engendre des obstructions, et que ces obstructions occasionnent la plupart des douleurs qui nous minent lentement, en se faisant sentir par intervalles et qui, tout en nous laissant quelquefois vivre longtemps, rendent notre vie inutile, nous font traîner une misérable existence, et se jouent de nous avec la perspective de la mort. »

JOHNSON.

PRIX : 1 FRANC ET 1 FR. 25 CENT. PAR LA POSTE

PARIS

CHEZ DIDIER, ÉDITEUR

Palais National, galerie d'Orléans, 32

1850

A MONSIEUR

JOHN TURNOR

ÉCUYER

DE STOCK ROCHFORD, PRÈS DE GRANTHAM

MON CHER MONSIEUR,

Comme vous êtes le premier à qui je dois des notions pratiques claires sur les usages et les propriétés de la Graine de Moutarde blanche dans les cas multipliés auxquels je l'ai trouvée utile, surtout dans celui où j'ai si longtemps souffert, je crois que le sentiment de la simple justice et de la reconnaissance la plus ordinaire me fait un devoir de vous dédier les observations que cet objet m'a suggérées.

Que vous puissiez jouir longtemps de cette santé que vous devez, avec l'assistance de Dieu, à l'adoption des mêmes moyens que nous nous proposons de concert de recommander aux autres, et être de plus participant de ce bonheur qui est la récompense de la bienveillance désintéressée; c'est le sincère désir de, Mon cher Monsieur,

Votre très-humble serviteur,

CHARLES TURNER COOKE.

Cheltenham, janvier 1826.

PARIS. — IMPRIMERIE BEAULÉ ET Cᵉ, 8, RUE JACQUES DE BROSSE.

PRÉFACE.

Six éditions de ces observations étant sorties de la presse dans l'espace de moins d'une année, et la dernière édition en ayant été traduite en français, en italien, et, dans ce moment, comme j'ai lieu de le croire, en d'autres langues étrangères, je ferai grâce au lecteur d'une longue préface (1).

Sentant toujours combien il est superflu, soit de faire des additions, soit d'opérer des suppressions à ce que je me suis attaché à inculquer dans les éditions précédentes, je n'ai pas voulu que l'édition actuelle différât sensiblement de la cinquième, si ce n'est par les explications que je me trouve si heureusement en état de donner sur le mérite du remède simple dont j'embrasse la cause, dans les maux si ordinaires de l'enfance et souvent si déplorables. Je pourrais ajouter beaucoup de

(1) Cette édition française est la huitième qui paraît. M. Didier a également publié cet ouvrage en italien, en allemand, en espagnol, et de nouveau encore en anglais.

cas de différentes espèces que j'ai eu occasion d'observer depuis la publication des deux dernières éditions, et qui ont fortement confirmé les principes que je me suis fait un devoir de répandre, si je ne croyais amplement suffisants ceux que j'ai déjà mis sous les yeux du public, et si je ne craignais, ou d'enfler ce petit volume, ou de courir le risque de blesser des susceptibilités.

Je ne puis me regarder comme responsable de ce que quelques personnes ont mal compris le remède en question, de ce que d'autres l'ont considéré sous un faux jour, ou de ce qu'un plus grand nombre encore en a fait un usage déplacé. Il me suffit de pouvoir dire avec conviction que, dans tous les cas pour lesquels je l'ai recommandé, il n'y a « que *le défaut de direction* dans la manière de l'administrer, *le défaut de persévérance* dans son usage, et *le défaut de soins* dans son choix, qui puisse en faire manquer les bienfaisants effets, » et de déclarer en toute honnêteté, comme résultat de l'expérience que j'ai acquise de son mérite, que, parfaitement bien compris et administré avec discernement, il laissera aussi peu de prise à la critique pour ses prétentions supposées à une application universelle qu'à tous les autres reproches que l'on a dirigés contre lui

Je dois de nouveau répéter que le principe général sur lequel mes conseils reposent, et qui plus est, que les expressions mêmes dans lesquelles il est énoncé, sont précisément celles qui se trouvent si bien représentées et employées dans un ouvrage plus détaillé sur un sujet pareil, ouvrage qui ne fait pas moins d'honneur au jugement qu'au cœur de l'auteur, je veux dire un *Traité sur les dérangements du foie, des organes internes et du système nerveux,* par le docteur James Johnson : je ne puis citer son nom sans lui exprimer publiquement ma reconnaissance de la satisfaction que j'ai goûtée à adopter dans ma pratiquc les vues qu'il a si savamment développées.

Avant de faire moi-même aucune observation sur l'efficacité d'un remède dont il est peu de personnes qui n'aient entendu parler, si elles n'en ont éprouvé la vertu, je dois rendre hommage à la philanthropie de celui qui l'a promulgué, en transcrivant, pour en rendre la lecture plus sérieuse qu'on ne l'a peut-être généralement fait jusqu'à ce jour, le récit simple et pur qu'il donne lui-même de l'origine et des progrès de sa découverte avec ses vertus. Il a été jusqu'ici donné au public, soit sous la forme de journal, soit imprimé sur un feuillet (1) pour en rendre la connaissance plus universelle parmi les pauvres, et je crains que, par cette circonstance, il n'ait pas obtenu l'honneur et l'attention qu'il mérite si bien. Je le présente maintenant *mot à mot,* afin que l'on reconnaisse qu'il est digne d'un accueil distingué et exempt de ce charlatanisme que produit l'enthousiasme d'un succès chimérique. J'ajouterai seulement, pour l'instruction de ceux dont il n'est pas connu, que l'auteur de cet écrit n'a pu, par la nature même des choses, avoir d'autre objet en vue, en faisant ainsi connaître sa découverte et ses propriétés, que celui d'en faire partager les avantages à ses semblables. Il est autant au-dessus de la tentation de tout charlatanisme ou de tout procédé déloyal que ceux qui excusent ces vices doivent être naturellement au-dessous de son amitié.

(1) La première impression de ce Traité fut faite au mois de mars 1824, et il fut inséré dans le supplément du *Gentleman's Magazine* de cette année-là.

OBSERVATIONS

SUR LES PROPRIÉTÉS MÉDICALES

DE LA

GRAINE DE MOUTARDE BLANCHE

PRISE EN NATURE.

Au mois de Juin 1822, je fis l'essai de la Graine de Moutarde blanche, uniquement comme apéritif, et je m'en trouvai immédiatement si bien dans toutes les parties de mon être, que je fus tenté de lui chercher d'autres propriétés médicales, au moins aussi importantes, et d'en distribuer à quelques pauvres du voisinage; le succès excita ma surprise. Depuis lors, je me suis fait une habitude de la recommander à tout le monde, et je me suis pleinement confirmé dans l'opinion que j'ai toujours eue, que le public n'en sent pas les propriétés extraordinaires, ni la grande variété des cas auxquels elle est applicable, et qu'il suffirait, pour la faire adopter comme remède dans les maladies, d'en bien connaître les vertus.

La Graine de Moutarde blanche est un remède presque certain pour toutes les maladies qui ont quelque rapport au dérangement des fonctions de l'estomac, du foie et des intestins; et, comme telle, elle a été extrêmement avantageuse, entre autres cas, dans les suivants: la tendance du du sang à se porter à la tête, les maux de tête, la faiblesse de la vue et de la voix, ainsi que l'enrouement, l'asthme, la courte haleine, la toux et autres affections morbifiques de la poitrine; les indigestions, l'oppression après avoir mangé, les vents et les spasmes, les crampes et autres affections douloureuses, ou maladies de l'estomac; les faiblesses, inquiétudes, douleurs et irritations que l'on ressent dans l'intérieur du corps, et particulièrement au creux de l'estomac; les douleurs aux côtés et au bas-ventre; les sécrétions faibles ou surabondantes de la bile, les obstructions qui peuvent occasionner le squirre ou induration du foie, la torpeur et autres affections morbifiques de cet organe; la difficulté de transpiration; la gravelle, la rareté et la condition malsaine des urines, et autres maladies de la peau et des reins; le relâchement ou l'irritation des intestins, les flatuosités et la constipation accidentelle ou habituelle; les rhumes graves, les rhumatismes, le lumbago, les spasmes et les crampes du corps et des membres; l'hydropisie générale et partielle, la paralysie, le froid et l'engourdissement des membres, la perte de l'appétit ou du sommeil, la faiblesse des nerfs, l'abattement de l'esprit, ou la débilité générale du système. Dans la fièvre intermittante ou rhumatismale, la goutte, l'épilepsie, les scrofules, le scorbut, les érysipèles ou feu Saint-Antoine, dans l'affection si terrible, appelé tic douloureux, dans la convalescence de la petite-vérole, le typhus et la fièvre scarlatine, et autres maladies graves où les organes internes sont offensés, on l'a prise avec beaucoup de succès. C'est un excellent vermifuge, et propre à être administré aux adultes comme aux enfants. Il ne détruit pas seulement les vers, mais, si l'on en continue l'usage pendant assez longtemps pour rendre l'élasticité à l'estomac et aux intestins, il en empêchera le retour. Le cas suivant fournit une preuve frappante de la vertu extraordinairement curative de la Graine de Moutarde. Un respectable chirurgien et apothicaire, que je connais depuis longtemps, homme d'une conduite régulière et très-sobre, qui, pendant l'espace de trente ans, avait soutenu les fatigues de son art dans une vaste contrée, sans être presque un seul jour malade, fut, à l'âge de cinquante-deux ans, subitement attaqué d'une douleur aiguë au côté gauche et à la région inférieure du corps. Supposant que sa douleur venait d'une constipation d'entrailles, il eut recours au mercure doux, à la rhubarbe, à l'huile de castor et à divers autres apéritifs actifs, mais sans obtenir du soulagement.

Il prit alors un émétique, se fit faire une copieuse saignée au bras, fit usage d'un bain chaud, se fit appliquer les vésicatoires à la partie affectée, et resta pendant soixante et dix heures dans le plus grand état de transpiration. Par ce traitement, la douleur s'apaisa peu à peu, mais en restant, toutefois, au bout de quatre jours, extrêmement faible et maigre. Pendant deux jours après, il eut de fréquents et rudes retours de douleur, et sa constitution étant minée, l'estomac, le foie et les parties nobles furent sensiblement affectés; vinrent ensuite l'indigestion, la constipation et les flatuosités, avec les apparences d'un dépérissement général. Ayant consulté plusieurs hommes de l'art, et pris une grande quantité de remèdes pendant ce temps, mais sans aucun succès, il fit, en novemb. 1822, l'essai de la Graine de Moutarde. Il est remarquable que, fort peu de jours après avoir pris de cette graine, la douleur cessa entièrement, et ne s'est jamais fait sentir. L'action des organes affectés s'est rétablie peu à peu, la digestion est revenue, les intestins on repris leurs fonctions, et à différents intervalles, il fut soulagé par l'émission de diverses petites parties de gravelle. Encouragé par ces avantages, il continua l'usage de la Graine avec redoublement de confiance. En novembre 1823, il se débarrassa, ce qui le soulagea beaucoup, d'une grande partie de gravelle oblongue et inégale, et pour me servir de ses propres termes, sa santé avait alors et depuis quelque temps atteint un état d'amélioration fait pour surprendre.

La Graine de Moutarde a une vertu aussi préventive que curative. Le cas suivant justifie d'une manière remarquable de sa qualité préventive. Un de ses amis, pendant cinq ou six ans avant l'année 1823, fut attaqué régulièrement de l'asthme d'été, au mois de juin ou juillet, dans chacune de ces années. Ces attaques furent toujours violentes, et pour la plupart accompagnées de quelque danger; aussi sa constitution fut-elle si affectée par cette indisposition et par les remèdes qu'elle occasionnait (dont le principal consistait dans la saignée et les vésicatoires), que chaque maladie le forçait à garder environ trois mois ses appartements. Vers le commencement de cette année-là, il résolut de faire l'essai de la Graine de Moutarde, pour empêcher, s'il était possible, le retour de l'asthme; et dès le mois de mars, où il en commença l'usage, il n'a cessé d'en prendre régulièrement une fois tous les jours (plein une cuiller à café, environ une heure après dîner) jusqu'à ce moment. Pendant ce long espace de temps, il a non seulement échappé à cette affliction, mais sa santé, qui n'a jamais été interrompue par aucune espèce d'indisposition, s'est fortifiée progressivement, et il jouit maintenant d'un degré de force, d'activité et de vigueur, tel qu'il ne se souvient pas en avoir eu autant à aucune autre époque de sa vie.

L'on sait que les plus terribles maux corporels auxquels nous sommes exposés proviennent des rhumes, qui sont principalement notre partage par l'extrême irrégularité de la température de notre climat. Comme moyen d'anéantir cette source féconde de maladie, la Graine de Moutarde a été employée, en maintes occasions, avec un succès remarquable. Depuis le mois de Juin 1822 jusqu'à ce jour (espace de plus de trois années), je n'ai cessé d'en prendre régulièrement une fois par jour; et pendant tout cet intervalle, je n'ai jamais été affecté du plus léger rhume, et j'ai joui, sans interruption, d'une verte santé.

Un de mes proches parens aussi, dont la vie avait été depuis plusieurs années fréquemment exposée au danger le plus imminent, par des affections inflammatoires de poitrine, attaqué par un rhume auquel il était singulièrement sujet, en a heureusement éprouvé un avantage semblable. Si les personnes d'une frêle constitution et susceptibles de s'enrhumer voulaient profiter de cette remarque, et si toutes celles indistinctement qui, à la première attaque de maladie, avaient recours à la Graine de Moutarde pendant quelque semaines, on peut raisonnablement présumer qu'elles se soustrairaient ainsi aux souffrances humaines, à un point qui étonnerait leur calcul.

Après ce qui a été dit, il est superflu de faire observer que la Graine de Moutarde est particulièrement propre aux personnes dont les habitudes, la situation et le genre de vie les rendent plus particulièrement sujettes au dérangement des fonctions de l'estomac, du foie et des intestins, ainsi qu'aux nombreuses maladies fâcheuses qui sont dues à cette cause. Dans cette classe il faut principalement compter les personnes studieuses et sédentaires, celles dont la constitution a souffert d'un long séjour dans des climats chauds, les marins et matelots pendant qu'ils étaient sur mer, les manufacturiers et mécaniciens de toute espèce, les mineurs et ceux qui travaillent sous terre, les indolents et les intempérants, les pauvres qui souffrent d'un travail pénible et de l'exiguité des aliments, et les personnes avancées en âge. La Graine de Moutarde a aussi pour les jeunes enfants des effets très-salutaires comme remède contre les vers, et comme spécifique pour suppléer à l'extrême faiblesse de l'estomac et des intestins, si fréquemment inhérente à leurs tendres années. Lorsqu'ils la prennent, une éruption considérable de la peau a souvent lieu, et ce résultat ne manque jamais d'être au profit de leur santé. Cette Graine est surtout bienfaisante dans les maladies particulières aux femmes, et leur est très-salutaire après avoir gardé longtemps les appartements, surtout après des couches laborieuses ; et lorsque la mère nourrit, l'enfant en retire aussi un avantage infini, en ce qu'elle corrige toutes les irrégularités des des fonctions de l'estomac et des entrailles, et le fait ainsi prospérer d'une manière merveilleuse.

Dans la Graine de Moutarde se trouvent combinées des propriétés apéritives, laxatives et toniques, également précieuses, et tout en apportant aux intestins le soulagement le plus salutaire et le plus agréable, elle ne les affaiblit jamais ; au contraire, elle les renforce à un degré remarquable, ainsi que l'estomac, et finalement tout l'appareil organique. Son efficacité consiste dans une communication d'énergie et d'activité aux mouvements du canal alimentaire, et c'est de cette manière peut-être qu'elle opère en facilitant les sécrétions de l'estomac, du pancréas et du foie, par lesquelles la digestion s'opère. En d'autres termes, l'efficacité de la Graine de Moutarde, pour chasser et prévenir les maladies, ne dérive d'aucune vertu spécifique contre chaque maladie en particulier, mais de la vigueur et de la santé qu'elle donne à tout le système au moyen d'une grande amélioration de l'état de l'estomac, du foie et des intestins, qui met notre constitution à même de repousser et de prévenir les diverses maladies détaillées plus haut. Cette façon d'envisager le sujet, jointe au fait bien connu que la grande majorité des maladies a sa source dans un état de désordre des organes dont on vient de parler, explique d'une manière satisfaisante le succès extraordinaire de ce médicament dans les maladies si variées et si contraires. La Graine traverse le corps tout entière et très-peu gonflée, si même elle ne l'est pas du tout ; de la sorte, en même temps qu'elle communique ses vertus médicinales à tout le système, au moyen du mucus dont elle provoque constamment la sécrétion dans son passage à travers le canal alimentaire, elle aide probablement par sa propriété stimulante, à évacuer les intestins. Elle a fréquemment réussi, là où tous les remèdes avaient échoué ; elle ne perd jamais son effet par l'usage ; elle n'exige ni que l'on garde la chambre, ni que l'on observe un régime particulier ; elle peut toujours être employée avec sécurité.

Indications à observer soigneusement:

La Graine de Moutarde doit toujours être avalée entière (sans la briser ni la mâcher), et soit seule, soit dans un peu d'eau ou d'autres liquides, chauds ou froids. Pour les enfants ou les personnes qui éprouveraient de la difficulté à l'avaler, on recommande la méthode suivante : chaque dose, au moment d'en faire usage, doit être détrempée dans de l'eau bouillante pendant une ou deux minutes ; après quoi, on peut la prendre dans un peu de gruau, d'eau d'orge ou tout autre liquide onctueux, et, si cela est nécessaire, on peut y ajouter un peu de sucre pour la rendre plus agréable au palais.

Généralement parlant, on devrait en prendre trois doses par jour sans intermission : la première, environ une heure avant le déjeûner ; la seconde, environ une heure avant le dîner, et la troisième, soit au moment de se mettre au lit, soit une heure auparavant. Ceux qui ne dînent qu'à six ou à sept heures doivent prendre la seconde dose à deux ou trois heures, et la troisième environ une heure après ce repas.

La quantité de Graine pour chaque dose doit toujours être réglée par l'effet qu'elle produit sur les intestins, qu'on ne doit pas purger, mais que, dans tous les cas, on doit maintenir parfaitement libres. Chaque dose par conséquent doit contenir une quantité de Graine telle que tout ce qu'on en prendra dans un jour suffise pour produire une évacuation complète et salutaire de ce qui se trouve dans les intestins ; effet auquel on doit toujours apporter une attention particulière, et dont la production constitue tout l'art d'employer ce remède. La quantité nécessaire pour chaque dose doit donc, dans tous les cas, être déterminée par des essais, et réglée par le jugement de la personne qui fait usage de la Graine ; en général, deux ou trois grandes cuillerées à café pour chaque dose produiront l'effet désiré, et pour quelques constitutions, des doses beaucoup plus faibles suffiront. Si cette quantité n'opérait pas, on pourrait porter chaque dose au contenu d'une cuillerée à soupe ; et, dans quelque cas, on pourra en toute sûreté ajouter une quatrième cuillerée entre le déjeûner et le dîner.

Lorsque les doses ainsi augmentées manqueront de produire l'effet désiré sur les intestins (chose qui toutefois arrive très-rarement), il faudra aider l'action de la Graine, en prenant un peu de sel d'ipsum ou autre purgatif doux tous les matins, ou de deux ou trois jours l'un, au lieu de la première dose de Graine, suivant le besoin. Si le malade est incommodé par les hémorrhoïdes, il sera convenable de soulager de temps à autre les intestins, en prenant une cuillerée à café de lait de soufre et une égale quantité de magnésie mêlées ensemble dans un peu de lait ou d'eau, en même temps qu'on prendra ou après avoir pris la dernière dose de Graine.

Le cas suivant servira à prouver le grand avantage que l'on peut retirer dans certaines circonstances de l'emploi judicieux d'un remède apéritif. Un de mes amis dont les intestins ne faisaient presque plus de fonctions, et qui d'ailleurs était très-malade, prit trois et quelquefois quatre cuillers à soupe de Graine chaque jour, sans éprouver d'effet sensible dans les intestins. Après avoir observé ce régime pendant plusieurs jours de suite, non sans beaucoup d'inconvénients, il changea de plan, et prit une petite dose de sel d'ipsum avant déjeûner, une cuiller à café de Graine de Moutarde environ une heure après dîner, et pareille dose en se couchant, pendant environ dix jours consécutifs ; et alors il trouva que trois doses modérées de Graine par jour (chaque dose n'étant que d'une petite cuiller à café), devenaient amplement suffisantes pour produire l'effet désiré sur les intestins, sans avoir besoin de revenir au sel d'ipsum. Il est à propos d'ajouter que quelques pommes rôties ou quelques poires cuites au four prises le soir, environ un quart-d'heure avant la dernière dose de Graine, peuvent, dans certains cas, tenir lieu de remède apéritif.

Dans les paralysies, l'asthme, les fièvres, les maladies du foie, les rhumatismes, et lorsqu'on a des vers, il faut prendre la Graine de Moutarde à doses un peu plus fortes que dans les autres cas ; et, dans les affections anciennes et très-opiniâtres, on peut les porter à quatre ou cinq grandes cuillers à soupe par jour. Dans ces cas, ainsi que dans d'autres déjà spécifiés, on devra avoir recours soit au sel d'ipsum ou tout autre apéritif doux, soit à un mélange de soufre et de magnésie, si cela est nécessaire. Dans le cas d'asthme, le malade doit toujours prendre la première dose de Graine avant de se lever.

Lorsque la Graine est prise comme préservatif par des personnes naturellement délicates et disposées à la consomption, ou susceptibles de ressentir les impressions du froid, ou par d'autres pour prévenir le retour de quelque maladie, ou enfin comme remède contre la constipation ou quelque légère attaque de maladie, une seule dose par jour, environ une heure avant le déjeûner, ou (ce qui est généralement préférable) environ une heure avant le dîner, remplira très-fréquemment l'objet désiré pourvu que la quantité soit suffisante pour tenir les intestins constamment libres.

Il ne reste plus qu'à faire observer que la persévérance dans l'usage de la Graine de Moutarde (conformément aux indications ci-dessus) pendant l'espace de deux ou trois mois, et, en beaucoup de cas, pendant une période de temps beaucoup plus courte, manquera rarement de convaincre le malade de son efficacité et de sa vertu

Lincolnshire, Octobre 1825 (1).

(1) Depuis la première édition de ces observations, plusieurs éditions se sont succédé avec de très-légers changements de rédaction. Une de ces éditions (celle que j'ai donnée dans l'appendice) est dans une forme tout-à-fait nouvelle, et il n'en a pas circulé moins de cent mille exemplaires en diverses langues : mais, comme le fond n'a pas subi de changement matériel, et que je désire conserver dans sa simplicité le récit de la manière dont je suis parvenu à connaître un remède aussi populaire, dont j'ai concouru à proclamer la vertu ; comme je désire en outre conserver la même simplicité dans le récit de son avocat autrement habile que moi, précisément dans la même forme dans laquelle je l'ai, dans l'origine, présenté à mes confrères et au public, j'ai réimprimé ces observations telles qu'elles étaient dans la première édition et dans celles qui se sont succédé.

singulière, soit en effectuant une cure complète, soit en apportant un soulagement réel et très-durable.

Ce remède est, en effet, si parfaitement salutaire, et l'avantage qu'on en retire est en général si certain et si considérable, que si un ou deux mois d'épreuve ne produisaient pas d'amélioration sensible, on serait néanmoins fortement encouragé à en continuer l'usage. On ne doit pas non plus s'effrayer du retour accidentel du mal dont on était attaqué, chose à laquelle il faut s'attendre quand le mal est ancien et opiniâtre), puisque chaque nouvelle attaque sera moins forte que la précédente, et que les intervalles entre elles augmenteront successivement jusqu'à ce que, par degrés (suivant toute probabilité), le mal sera finalement détruit et la santé définitivement rétablie.

Le simple récit qu'on vient de lire de l'origine et des progrès de cette célébrité que la Graine de Moutarde Blanche a presque exclusivement obtenue, et l'énumération non moins fidèle des diverses maladies où on l'a *trouvés* utile, me laissent peu à faire pour l'intérêt de la propagation de son usage. Il me reste donc plutôt à appuyer de mon témoignage la vérité de cet exposé, et à expliquer l'absurdité apparente de cette classification de maladies.

C'est ce que je suis en état de discuter substantiellement, d'après les relations multipliées que j'ai eues personnellement avec l'auteur. Il sera en effet bien facile de concilier une apparente incompatabilité, excepté aux yeux des personnes qui ignorent l'importance vitale de l'état des organes digestifs et de leurs fonctions, soit par rapport à la production ou à l'extirpation de la maladie, et qui ne savent pas que l'estomac est, dans le système physique, exactement ce qu'est le cœur dans le système moral, la source d'où procède tout ce qui est bon ou mauvais.

C'est au moyen de la surface intérieure du canal alimentaire, que l'édifice du corps humain est d'abord construit (1) et ensuite entretenu. C'est de la pureté des fonctions de cette vaste surface que dépend en général la pureté des fonctions de toutes les autres parties du corps. Les organes abdominaux qui concourent à la digestion et à la chylification sont tous enchaînés par les liens les plus étroits de la sympathie. L'estomac, le foie, le canal intestinal et le pancréas, ont des fonctions si dépendantes entre elles, qu'aucun ne peut être dérangé sans faire participer les autres à ce dérangement. C'est ce qui est aujourd'hui universellement admis.

Le tissu ou membrane qui enveloppe les organes digestifs, depuis la bouche jusqu'au rectum, est une surface sécrétive qui fournit constamment un fluide nécessaire pour la digestion de la nourriture dans toutes les phases de ses progrès, et un fait bien connu, c'est que toutes les fois qu'une glande ou surface sécrétive, a éprouvé de l'irritation, le fluide qu'elle a dégagé est dénaturé en quantité ou en qualité. Tantôt il diminue, tantôt il s'accroît, mais toujours dans un état de détérioration. Cela peut s'expliquer

(1) De là, la haute importance de la nourriture et du régime des enfants, particulièrement de ceux qui manifestent une prédisposition à la faiblesse et à la maladie. La nourriture qui ne se digère pas ne nourrit point, et il n'y a que celle qui nourrit qui soutienne ou donne une vigueur durable. Il n'est pas moins vrai que les organes digestifs sont sujets à se détériorer beaucoup plus tôt que les parents ne se l'imaginent communément, autrement ils seraient beaucoup plus jaloux de donner aux enfants des aliments que leur estomac est dans l'impossibilité absolue de digérer, et qui mettent les enfants dans la nécessité de prendre des remèdes. Voilà pourquoi tant d'enfants se plaignent, et qu'un plus grand nombre encore mènent une vie qui n'est qu'une lutte continuelle entre les médicaments et les maladies, les uns étant souvent aussi destructifs d'une véritable santé que les autres.

Il faut, pour former une forte constitution, une certaine quantité d'aliments, autrement, tôt ou tard, le corps perd sa vigueur. Peu importe à l'économie générale que le vice soit dans l'estomac ou dans les intestins, ou ailleurs.

par un exemple familier, c'est lorsque la membrane muqueuse du nez et des bronches reçoit l'action subite d'un changement atmosphérique, comme dans un froid ordinaire. D'abord la membrane est sèche et à demi-enflammée, ensuite une sécrétion plus copieuse que d'habitude se fait jour ; et d'une qualité si âcre qu'elle écorche le nez et les lèvres elles-mêmes. Il en est tout-à-fait de même de la membrane muqueuse qui enveloppe l'estomac et les intestins. Lorsque les sécrétions sont désordonnément provoquées par la quantité ou la qualité de la nourriture et de la boisson, elles sont irrégulières et corrompues, aussi s'engendre-t-il une source constante d'irritation dans cette classe importante d'organes. Cette irritation est propagée par sympathie (car nous n'avons pas de meilleur terme pour exprimer ce fait) *pour presque toutes les parties du système du corps humain;* et le praticien intelligent peut clairement découvrir les fonctions viciées des viscères abdominaux, *dans l'état de l'âme, des nerfs, des muscles, des excrétions, de la peau*, et même *des jointures* et *des os*. On ne peut trop rappeler cette grande vérité, malheureusement trop négligée, que *lorsqu'une partie quelconque du système reçoit une action irrégulière, une ou plusieurs autres parties sont privées de leur juste participation à une énergie vitale*, comme nous en voyons tous les jours des exemples dans ce qu'on appelle *dessiccation par vésicatoire*, etc. Or, lorsqu'une si grande puissance d'irritation, et par conséquent de provocation, est constamment tenue concentrée autour de l'appareil digestif, il est aisé de voir comment *les systèmes animal et intellectuel doivent s'en ressentir rudement. L'état de dérangement des nerfs, l'irritabilité du tempérament, et le défaut d'élasticité dans les muscles* qu'il est si aisé de remarquer dans les douleurs d'estomac et du foie, fournissent la preuve la plus convaincante de la vérité de ces positions.

Lorsque nous considérons les diverses manières dont les fonctions du foie et des organes digestifs peuvent être dérangées, tant par l'application directe des substances irritantes aux viscères eux-mêmes que par leur coopération avec la surface du corps, la cervelle et le système nerveux, etc., nous ne pouvons nous étonner des progrès que cette classe de maladies a faits dans les temps modernes, et surtout dans les sommités sociales.

La chaîne des sympathies entre la peau et les viscères abdominaux est remarquable. Aussi dans ce climat où tous les changements possibles d'atmosphères sont plus nombreux et plus subits que dans toute autre partie du globe, les fréquents dérangements dans le système vasculaire et nerveux de la peau, provenant des variations atmosphériques, troublent perpétuellement la balance de la circulation et de l'action qui la provoque dans les organes intérieurs.

En faisant donc le dénombrement de ces maladies, je commencerai d'abord par spécifier les effets des variations de l'atmosphère, puisque, en général, c'est la cause la plus active du dérangement des fonctions des viscères dans ce pays. Cet inconvénient pèse surtout sur les basses classes de la société que la mauvaise couche et les mauvais vêtements exposent au froid et à l'humidité. Il a été supposé, même par des personnes qui devraient mieux raisonner, que l'on ne saurait guère rester trop légèrement couvert la nuit. Mais n'y a-t-il pas un bien plus grand danger à craindre des effets du froid lorsque le corps est légèrement couvert, qu'il ne pourrait en résulter vraisemblablement d'une surabondance de vêtements? Dans le premier cas, le sommeil est fréquemment interrompu par des sensations désagréables de froid, et le rafraîchissement au lever du matin est très-incomplet ; dans l'autre cas, y eût-il même un accroissement considérable de transpiration, le sommeil est suivi de vigueur et de rafraîchissement.

Les Russes, qui sont toutes les nuits baignés de sueur parce qu'ils couchent au-dessus de leurs poêles, résistent à la rigueur de leur climat, et sont plus exempts de maladies pulmonaires que tout autre peuple, presque sans exception. Une classe nombreuse d'artisans et de mécaniciens, dans ce pays, est sujette à des dérangements biliaires et dyspeptiques, par le contact du froid et de l'humidité avec leurs pieds, pendant qu'elle se livre à des occupations sédentaires, et, en conséquence, lorsque la circulation languit sur la surface exposée des extrémités.

Mais ce n'est pas seulement le défaut d'uniformité que nous avons à combattre dans notre climat. Les nombreuses et indispensables relations que les Anglais soutiennent avec leurs colonies des tropiques occasionnent de nombreuses importations annuelles de maladies du foie et d'autres organes digestifs, qui doivent militer puissamment en faveur de la thèse que nous soutenons. Lorsque l'on réfléchit aussi que les enfants d'individus affectés de maladies biliaires et gastriques héritent généralement d'une forte prédisposition, au moins, aux mêmes infirmités, nous pouvons en quelque sorte évaluer les progrès rapides que ces maladies font maintenant dans tous les rangs de la société. Ainsi, nous voyons une variété de causes engendrer d'abord des dérangements dans les organes digestifs, et ensuite une organisation transmise des parents aux enfants, et qui est éminemment susceptible de ces dérangements, qu'occasionnent même les plus légères causes.

D'abord après, en raison de son importance, vient l'habitude d'avaler des liqueurs spiritueuses et fermentées, qui ont pour effet direct, et que l'on pourrait appeler *spécifique*, de déranger les fonctions, et ultérieurement la structure de l'estomac, du foie et des intestins.

A cela nous devons ajouter, en termes généraux, toute espèce d'intempérance dans la nourriture.

Les manifestations de l'ame correspondent aux dérangements des organes et des fonctions corporelles. Ainsi, l'ivrogne est incapable d'attention; il manque de mémoire et de jugement, il devient irrésolu, timide, et même poltron. Les heures du matin lui pèsent, et il est malheureux jusqu'à ce qu'il rentre sous l'influence de ce stimulant que l'habitude et son état valétudinaire ont maintenant rendu indispensable pour lui. Enfin, il devient hébêté et stupide, et meurt ordinairement paralytique, apoplectique, hydropique ou maniaque.

Mais comme c'est aux organes digestifs que les substances enivrantes sont immédiatement appliquées, ce sont eux qui supportent le fardeau des effets morbides. Le foie est offensé, et les sécrétions en sont viciées d'une manière remarquable. Il est reconnu que les foies des animaux nourris de résidus de grains, après la distillation et la fermentation, se trouvent plus durs et plus volumineux. Il en est exactement de même chez les grands buveurs. L'irritation constante de l'enveloppe des organes digestifs emprisonne une certaine quantité de sang dans ces viscères, qui se résout en congestion, inflammation chronique, ou obstruction. Dans ce pays, où l'on consomme annuellement une quantité si énorme de bière, de vin et d'esprits, ces effets pernicieux s'y font remarquer en proportion, et l'on pourrait expliquer par là les maladies de l'estomac et du foie qui règnent si généralement; mais malheureusement il est beaucoup d'autres sources de ce mal cruel.

Si, parmi les classes laborieuses de la société, nous voyons dans ce pays nombre d'individus avaler une grande quantité de liquides fermentés, sans qu'il en résulte de mauvais effets apparents, nous ne devons pas en inférer que l'artisan et le mécanicien, et encore moins les classes sédentaires, inactives et dissipées, puissent se livrer au même abus avec autant d'impunité. Les effets marqués et décisifs des liqueurs enivrantes sur le foie et les sécrétions ont été remarqués dans tous les âges et n'échappent pas aux yeux mêmes du vulgaire.

Le docteur Baillie observe, dans son ouvrage sur l'Anatomie morbide, que le foie, chez les gens adonnés aux fortes boissons, se trouve très-généralement couvert de tubercules. Mais si la boisson prise en grande ou en petite quantité est capable de produire cette terrible et incurable maladie, le dérangement de la structure du foie, il ne faut pas un grand effort de crédulité pour penser qu'*un usage moins excessif d'esprits, de vin et de bière,* tel qu'on le voit journellement, ne soit propre (particulièrement quand il s'y joint d'autres causes) à déranger les *fonctions* de l'organe en question ; et cette vérité frappe à chaque instant tout officier de santé qui a quelque prétention au discernement (1).

Il n'est cependant pas aussi aisé d'expliquer la *manière* dont les liqueurs *fermentées* agissent sur le système hépathique. Il ne nous serait d'aucune utilité de les considérer simplement comme *stimulants*, car nous voyons les plus fortes épices de l'Orient et de l'Occident dévorées en grande quantité sans qu'il en résulte de pareils effets. Comme le défaut et l'irrégularité de la sécrétion biliaire caractérisent presque invariablement l'usage et l'abus longtemps continué des esprits, il n'est pas déraisonnable de conclure qu'ils agissent d'abord comme des *spécifiques* sur le foie et ses conduits, aussi bien que sur tout l'appareil chylifère, perdant peu à peu leur EXCITABILITÉ, et conduisant à l'exiguité de sécrétion biliaire, et à l'absence d'action dans les vaisseaux chylifères.

(1) La dernière et la plus difficile partie du savoir qu'ait atteinte le médecin, c'est la faculté de discernement, et cette sagacité PRESQUE INSTINCTIVE qui pénètre d'un coup-d'œil l'idiocrase du patient qui est devant lui, et découvre tout-à-coup le plan de traitement qui est le plus convenable à son cas. LE TACT, comme on l'a très-bien nommé, de discerner les maladies dans le corps vivant, ne peut être le partage que de ceux qui ont acquis une connaissance approfondie de la structure naturelle du corps humain, et qui ont eu pendant longtemps de continuelles occasions de visiter le malade. La possession ou l'absence de cette faculté constitue en effet la principale différence qui existe entre un officier de santé et un autre. Ce que lord Bacon dit de l'amour semble applicable à la maladie : « L'amour, dit-il, ne se manifeste point par le regard fixe, mais se communique par des coups-d'œil dérobés et par des regards soudains qui se montrent avec la rapidité d'une étincelle » Il faut aussi avoir l'habitude d'une observation attentive pour être en état de connaître, avec quelque certitude, soit les effets, soit les vertus des remèdes.

Quant à la nourriture, c'est un fait curieux que, dans la plupart des maladies du foie, soit de fonction, soit de structure, l'appétit, quoique souvent irrégulier et capricieux, manque rarement, circonstance qui n'est nullement heureuse pour le patient, parce que la digestion n'est jamais bonne. La conséquence est que, quoique l'intempérance dans la nourriture puisse n'avoir pas donné lieu à la maladie, elle contribue maintenant à l'aggraver. Que l'habitude cependant de se livrer au plaisir de la table soit une des *causes* qui concourent au dérangement biliaire, c'est ce que l'on ne peut révoquer en doute, puisque non-seulement les gloutons de l'espèce humaine, mais d'autres animaux, quand ils ont reçu une nourriture surabondante, sont très-sujets à un agrandissement du foie; et comme il n'est personne qui fasse une chère plus somptueuse que les Anglais, bonne chère qui se compose en même temps de mets très-substantiels, nous sommes amplement autorisés à établir l'*intempérance de la nourriture* comme une des causes des dérangements du foie (1).

(1) Il n'y a peut-être qu'un seul moyen de corriger cette faiblesse de caractère, qui porte un homme à manger et à boire CE QU'IL SAIT devoir lui faire du mal. La plus grande partie du genre humain semble non-seulement ne pas savoir mettre à profit l'expérience des autres, mais encore la sienne propre. Ils laissent miner sourdement leur santé et compromettent continuellement leur tranquillite, faute de fixer fermement leur attention sur leurs sensations, et de se faire un tableau fidèle des circonstances dont elles dépendent. Les idées gravées dans la mémoire d'une manière bien distincte ont le pouvoir incontestable de décider la volonté, et elles deviennent très-fréquemment capables de résister à la tendance séduisante d'impressions faites par des objets présents. Faire fréquemment la revue du menu de notre table, comme les vers d'or attribues à Pythagore le recommandent, à l'égard de toute notre conduite, en peser mûrement les conséquences, particulièrement celles qui sont désagréables ; rappeler à l'imagination, sous les plus vives couleurs, ce brillant etat d'aise de toutes les facultés qu'accompagne une digestion facile ; comparer ce qui est perdu et gagné en jetant dans l'estomac des aliments qui tendent à le dé-

Il est aussi des espèces particulières de nourriture plus propres à déranger les fonctions du foie par l'intermédiaire de l'estomac que d'autres, telles que les substances grasses, rances et huileuses, avec la longue liste des mets de pâtisserie, de confitures, et composés de différents ingrédients.

C'est cependant principalement par la quantité de notre nourriture que nous nuisons à l'économie des organes digestifs. Ces parties de notre nourriture sur lesquelles l'estomac et le duodénum ne peuvent exercer la puissance complète de la digestion, passent lentement ou rapidement le long du canal intestinal, comme *une matière étrangère et irritante*, en y maintenant une irritation constante; et produisant une foule d'associations morbides dans diverses autres parties du système (1).

ranger et à le fatiguer, c'est notre meilleur préservatif contre le danger de devenir dyspeptique et hypocondre, et sans cela nos facultés physiques ne sauraient se bien trouver. Opposer la réflexion à la sensation est sans doute la seule ressource dans ce cas de tentation et dans beaucoup d'autres, à moins qu'une influence supérieure ne daigne nous favoriser en rappelant à notre souvenir que, tandis qu'il est écrit : « Toute créature de Dieu est bonne, et rien ne doit être refusé s'il est reçu avec reconnaissance, » il est aussi écrit : « Quoi que vous mangiez ou que vous buviez, ou quoi que vous fassiez, faites le TOUT pour la gloire de Dieu : » et que celui-là ne saurait prétendre obéir à ce divin commandement qui, même par un excès RELATIF, se rend moins propre à remplir ses devoirs envers Dieu et son prochain.

(1) La diète, judicieusement observée, favorise également la santé corporelle et morale, car une bonne digestion produit un sommeil rafraîchissant et fait naître la sérénité corporelle si indispensable aux jouissances morales, tandis qu'au contraire l'état de désordre de l'estomac et de ses dépendances crée des songes pénibles et des irritations de caractère. Je dirai même que je suis disposé à croire que certains genres de manie peuvent être attribués à des dérangements CONTINUELS de l'estomac et des intestins (soit par une mauvaise nourriture ou de mauvais remèdes), qui, avec le temps, privent le patient de la faculté de distinguer entre ses rêves du sommeil et ceux de son réveil; et tout le monde y

Une quatrième cause d'influence qui agit puissamment dans ce pays, c'est *le jeu des passions.* Les habitants de l'Angleterre, par leur situation géographique, leurs habitudes mercantiles et leur caractère politique, sont mus par des sentiments plus énergiques que tout autre peuple sur la surface du globe. Je parle ici collectivement; mais en analysant de plus en plus près les différentes classes de la société, nous trouverons que le goût d'une vie commerciale et manufacturière doit, par des raisons palpables, entraîner ceux qui s'y livrent, dans un labyrinthe de doutes, d'inquiétudes et de passions orageuses qui ont une influence particulière sur les organes biliaires et digestifs en particulier. Les effets que produisent des émotions fortes et soudaines, comme la crainte, la surprise, le chagrin, etc., sur l'estomac et le foie, méritent que nous les méditions tous les jours; et les mêmes causes agissant plus lentement et imperscriptiblement, produisent à la fin les dérangements les plus sérieux sur ces organes

ajoutera foi comme moi, en réfléchissant un instant à l'étendue de la surface intérieure, en quoi cette surface consiste, et avec quelle promptitude chaque sensation douloureuse est transmise à la cervelle des extrémités irritées de ses nerfs innombrables. L'observation de la tempérance et d'une diète qui facilitent la digestion est bien plus particulièrement nécessaire aux personnes livrées à des études sérieuses et à celles qu'accable l'anxiété ou le chagrin. On peut aussi regarder comme un fait général que les influences nuisibles du travail mental, ou des souffrances morales, sont plus malfaisantes pour la santé corporelle à mesure que la vie s'avance, et que de pareilles causes produisent communément leurs premiers effets pernicieux sur l'estomac et les intestins. Faut-il un argument plus frappant pour convaincre de la convenance qu'il y a d'être instruit avant tout dans la physiologie? Qu'a pour but le raisonnement, sinon de tracer l'ordre et la connexité des événements? Et comment est-il possible d'être conséquent avec soi-même, si l'on ne se rend pas compte du résultat précis d'une ligne de conduite donnée? Sans cela, comment éviter le danger de se jeter dans des situations aussi déplorables que celles où l'on remarque les autres plus avancées dans l'échelle de telles affections?

et leurs fonctions. D'après la sympathie connue entre le sensorium et les viscères, nous pouvons raisonnablement conclure que, lorsque les opérations intellectuelles sont poussées avec un zèle immodéré, ou que l'âme est tenue dans un état de fatigue et d'anxiété, une portion de l'énergie vitale est, pour ainsi dire, retirée aux organes avec lesquels la cervelle sympathise, en conséquence de quoi leurs fonctions se dérangent, ou même se suspendent. On peut en trouver un exemple familier, dans tous ses degrés, parmi la classe des gens de lettres sédentaires, dont les organes biliaires et digestifs sont engourdis à proportion de la contention avec laquelle ils se livrent à l'étude. Nous pouvons même dire de l'ouvrier et de l'artisan, quoique l'exercice soit un peu plus corporel et moins mental que celui de la classe précitée, que leur action étant d'une nature bornée et partielle, tandis que les facultés de leur âme sont très-généralement en jeu relativement à leurs intérêts individuels et à leur perspective incertaine, ils sont, au total, plus sujets qu'on ne pourrait le croire aux mêmes maladies qui sont le partage des hommes plus instruits.

Ce remède et, généralement parlant, ce système que M. Turnor a si chaudement recommandé et a pris un soin si philanthropique, et avec un succès si signalé, de mettre en usage, exerce une influence peu commune sur les nombreuses sensations désagréables, d'une certaine situation du corps, c'est ce dont je ne fais aucun doute. Je me suis même entièrement convaincu que jusqu'à ce jour on n'en a senti qu'imparfaitement les vertus ou le prix, ce qu'il faut attribuer en grande partie à ce que l'on a cru que ses propriétés ont été *exagérées*, et le tableau de ses cures *surchargé* (1). Autant que l'expérience

(1) Rien n'est plus propre à entraver les améliorations dans la pratique des remèdes que la coupable croyance que rien ne peut ajouter aux lumières que nous possédons sur les qualités de ces remèdes qui ont été mis depuis longtemps en usage. Nous savons toutefois que le nombre plus considérable de ceux qui sont mus par

m'en a fait connaître les effets, je me crois obligé de dire qu'il mérite d'être signalé comme une des plus incontestables découvertes d'un intérêt et d'un usage général que l'on ait jamais fait connaître, comme un des plus grands bienfaits qui aient jamais été départis à l'homme *souffrant*, je dis plus (pour parler le langage de quelqu'un qui ne s'en est pas moins bien ressenti que moi), j'ai la ferme espérance qu'il prolongera considérablement la vie humaine dans ce royaume, et sera enfin adopté par toute la terre. » Différent de presque tous les autres moyens de guérison pour la majeure partie de ceux qui ont besoin des soins assidus de la faculté, il peut se prendre sans la moindre sensation de dégoût, dans toutes les circonstances (dans lesquelles l'usage en est convenable), et pendant tout le temps que l'on veut. Il remplit le but de son administration sans occasionner aucun dérangement, ni exciter aucune action extraordinaire dans le corps (ce qui arrive presque toujours pour les remèdes ordinaires); en d'autres termes, sans entraver en aucune manière les fonctions de la nature; il manque rarement d'être une source des plus heureux effets. La dose doit se régler par les résultats produits, et être prise par égales portions trois fois dans le cours de vingt quatre heures. Il doit provoquer une ou deux selles par jour et pas davantage. Il faut y persévérer pendant *un laps de temps suffisant*, et tel sera le soulagement d'une sensation fâcheuse, que le malade sera à la fin jaloux d'en continuer l'usage. Pour un grand nombre de maux les plus cruels du sexe, je promets d'avance les plus heureux résultats; et je ne suis

la louable ambition de se distinguer comme les bienfaiteurs du genre humain, emploient leurs efforts à la découverte de NOUVEAUX remedes, au lieu de faire des expériences avec ceux dont les vertus médicinales sont déjà connues. Mais je pense que les mieux instruits de notre état conviendront que l'on peut encore faire bien des découvertes même sur les propriétés des remèdes qui ont été en usage depuis un temps immémorial, et qui sont familiers à tous les praticiens.

pas moins persuadé de l'avantage qu'il offre dans les cas de délicatesse de santé en général, et dans le cas d'épuisement qui conduit à des sensations d'évanouissement, d'anxiété, et de lassitude. Comme remède pour les maladies plus ordinaires des enfants, particulièrement dans les cas qui exigent une attention *perpétuelle*, comme les vers, la tumeur abdominale et le marasme (1), on trouvera que c'est un remède dont on a désiré jusqu'ici la connaissance, et j'ai presque la conviction qu'il sera *reconnu* comme aussi bienfaisant dans la plupart des infirmités plus invétérées, telles que la goutte, le rhumatisme, l'asthme, l'hydropisie, la paralysie, la paraphlégie, le tic douloureux, la crampe, et beaucoup d'affections des intestins de la région inférieure (2) et des rognons. Je ne crains pas de le recommander aussi comme propre à *prévenir* la phthisie. J'en ai

(1) Je traite dans ce moment même un des cas les plus graves de ces deux dernières maladies simultanées, accompagné de tant d'effusion dans la cavité de l'abdomen qu'il exige la ponction, et il justifie d'une manière bien honorable l'assertion ci-dessus. Le sujet est une petite fille remplie d'intelligence, âgée de quatre ans et demi Depuis plusieurs semaines, avant que je la visse, elle dépérissait peu à peu, tandis que la grosseur de son ventre augmentait graduellement, jusqu'à ce que son aspect finit par prendre plus exactement celui d'une araignée que celui de la figure humaine. L'ayant préparée à recevoir la Graine de Moutarde, je l'y assujettis, et son bon effet fut bientôt sensible. Son rétablissement marche d'un pas ferme.

(2) On peut ajouter à cette liste les hémorrhoïdes saignantes et inflammatoires, le ténesme, la descente, la fissure, les ulcères, la fistule, et surtout les cas les plus nombreux considérés et traités en effet comme cas de resserrement. Comme la plupart de ces infirmités ont généralement leur source dans le désordre des organes digestifs, leur guérison s'effectuera en corrigeant l'état général du canal intestinal, et, très-certainement par des remèdes qui tendent à rétablir la sécrétion naturelle de la surface intérieure des intestins, sans y exciter rien qui ressemble à une action forcée. Et je ne sache pas qu'il existe de remède qui agisse ainsi uniformément sur cette surface, ou conserve la faculté de le faire dans tout son cours avec autant de certitude et de bonheur que celui dont je parle.

déjà *signalé* les avantages sur les remèdes ordinaires pour les *irrégularités de fonctions qu'éprouvent les jeunes femmes*, qui conduisent si souvent à des maux *plus graves*, et quelquefois à cette consomption, et je sens avec quel succès on pourrait en faire usage pour *diriger* ce changement qui a lieu chez le sexe dans un âge plus avancé. Pour les mères ou nourrices qui allaitent des enfants malsains, il est d'une utilité toute particulière, vu que les bons effets qu'elles en éprouvent, elles les communiquent en même temps à leurs nourrissons, et on ne le trouvera pas sans vertu en le *substituant* à des moyens de guérison plus suspects après la fièvre, la rougeole, la petite-vérole et autres maladies affaiblissantes. Au fond, toutes les fois que nous avons besoin d'un stimulant efficace et sûr, qui agisse sur tout le système et plus particulièrement sur les parties nerveuses et chylifères, je n'en connais pas qui soit préférable à la Graine de Moutarde. C'est à la fois un *tonique* dans le meilleur sens du terme, un *apéritif* d'une supériorité sans égale, un *sédatif* du genre le plus adoucissant et le plus salutaire. Et voici comment il remplit sa triple fonction bienfaisante : 1° en produisant une quantité considérable de mucilage doux qui s'identifie et qui est singulièrement favorable à un état d'irritation d'estomac et d'entrailles; 2° en stimulant graduellement et agréablement les effets sur toute la surface intérieure de ces deux viscères; 3° et, par sa légère action mécanique, qui aide à élaborer leur contenu. C'est pourquoi, en même temps, il fortifie à un degré remarquable *toute la ligne* du canal alimentaire, et, en conséquence, favorise la digestion et la conversion de la nourriture, et avec elle l'appétit, le sommeil, et une santé générale. Pour les pauvres, elle est inappréciable sous tous les points de vue; elle leur sert à la fois de nourriture et de remède (1), et, par cela même,

(1) A l'appui de ceci je ne puis m'empêcher d'ajouter le témoignage de M. Turnor, qui m'écrit en ces termes : « En rendant » visite à des personnes pauvres, après qu'elles ont eu pris de la

est surtout propre à prévenir les nombreux et redoutables maux physiques avec lesquels ils ont à lutter, et auxquels

» Graine de Moutarde pendant quinze jours ou trois semaines, il
» s'est PRESQUE TOUJOURS établi le dialogue suivant :

» Comment vous portez-vous?

» Je me porte beaucoup mieux, je me trouve tout un autre
» homme.

» Eh bien, dites-moi la vérité, je ne veux pas de réponses flat-
» teuses.

» Oh! Monsieur, je dois être mieux, et (portant ses deux mains
» sur l'estomac et l'abdomen) JE ME SENS L'INTÉRIEUR BEAUCOUP
» PLUS FORT. J'aimerais mieux me passer de dîner que de Graine
» de Moutarde. »

Je ne puis non plus me dispenser de m'étayer là-dessus, ainsi que sur un témoignage semblable qui m'a été rendu par une personne du plus haut rang, lorsque je l'entretenais sur son utilité comme substitut de nourriture dans quelques cas où l'on ne pourvait manger, l'opinion qu'il peut être un moyen plus efficace de soutenir, si non de prolonger l'existence, que ceux auxquels nous avons jusqu'ici été obligé d'avoir recours dans ces circonstances déplorables auxquelles des personnes sont quelquefois réduites par le resserrement de l'æsophage, etc., dernière période de prostration dès forces, provenant de la fièvre, ou d'autres causes de faiblesse extrême. Voici simplement de quoi il était question : pour quel motif continuez-vous l'usage de la Moutarde, lorsque, comme vous me dites, vous l'aviez employée comme un moyen d'adoucir vos douleurs?—Je le fais parce que je trouvais qu'elle me rendait tous les services des cordiaux et de la nourriture, tout en me garantissant des inconvénients de tous les deux.

Je crois qu'il n'est pas sans intérêt d'ajouter que c'est à la même source que j'ai puisé la satisfaction de savoir que ce serait peut-être rendre un service au public que de lui mettre sous les yeux ces instructions avec plus de développement. On avait recommandé à cette dame, bien des mois avant que je la visse, de prendre de la Graine de Moutarde, et elle en pris non sans beaucoup de succès; mais en la prenant comme elle le fit, sans savoir pourquoi et pour quelle fin elle la prenait, et trouvant quelques temps après que cette Graine n'opérait pas en elle ce qu'elle en attendait (je veux dire l'effet des autres apéritifs) elle y renonça comme remède, et n'y eut recours que pour le but précité. Elle l'a maintenant reprise PAR SYSTÈME, et elle répare la perte qu'elle avait éprouvée dans l'interruption de son usage.

ils sont particulièrement exposés. C'est un remède convenable à la fois à l'enfance et à la vieillesse. Il met les jeunes en état de lutter contre la faiblesse morbide qui s'attache à leurs tendres années, et il soutient les personnes âgées, accablées des infirmités qui accompagnent généralement le déclin de l'âge, tandis qu'à toutes les époques de la vie, et dans toutes les conditions, il semble communiquer la vertu de résister aux effets des changements subits d'atmosphère, et prévenir aussi cette armée de maux qui naissent de notre climat variable et incertain. Ceux qui connaissent les effets du *climat* sur le corps humain ne regarderont pas comme un paradoxe que je prétende que ce remède ne sera pas moins heureux contre les maux que produit si généralement le séjour des Indes Orientales et Occidentales; et cela, non-seulement par son influence *généralement* bienfaisante, mais particulièrement par son effet direct sur les viscères chylifiques, en fortifiant le corps contre les attaques auxquelles il est particulièrement sujet dans ce pays-là, et en servant *d'excellent* substitut de tous ces stimulants nuisibles auxquels (d'après l'idée qu'on se fait de leur nécessité) on a si constamment recours pour cet objet. Ainsi, je pense qu'on trouverait qu'il combat les causes naturelles et artificielles d'un grand nombre de ces maladies. Si cette attente se réalisait, on sent du reste l'immense avantage que recueilleraient ceux dont le sort est de séjourner dans les colonies, et qui sont souvent obligés de retourner dans leur pays natal avec une constitution délabrée et des espérances déçues, ou au moins avec une si mauvaise santé qu'elle les rend incapables de jouir de tout autre avantage qu'ils se seraient acquis par une absence plus ou moins longue.

Au midi de l'Europe ne pourrait-il pas (et je suis presque autorisé à dire qu'il le peut) être tout aussi précieux comme moyen de corriger cet abattement des esprits et cette langueur dans les fonctions des viscères qui règnent à un degré si funeste et si étendu, comme le résultat d'habitudes apathiques, d'une nourriture malsaine, et autres causes bien connues; et pourquoi, d'après le même principe, ne servirait-il pas de correctif aux effets du mauvais air de Rome, et d'autres contrées aussi malsaines (1)? Je ne suis point préparé à déterminer l'effet de son administration régulière sur les enfants, depuis l'époque à laquelle ils sont sevrés jusqu'à la fin de leur adolescence; mais je suis disposé à croire, qu'en *assurant* ainsi l'action régulière des viscères pendant tout le temps de l'accroissement du corps; le caractère tant individuel que national de nos constitutions physiques serait sensiblement changé et perfectionné; que nous deviendrions de nouveau une race forte, de dégénérée qu'elle est maintenant (2). Quel serait l'effet de son introduction dans

(1) Le cas suivant vient de m'être transmis par M. Turnor. Je le donne à l'appui de mes principes, qui en acquièrent une force frappante. La voici :

« Un très-respectable jeune homme, que j'ai rencontré l'autre jour à Naples, m'a dit qu'il était venu ici, il y a environ cinq ans, d'une grande ville manufacturière d'Angleterre, où son père demeure, pour prendre la conduite d'une grande maison de commerce. En venant de Naples sa santé déclina, et au point qu'il fut obligé de retourner en Angleterre, après quelque séjour ici. En retrouvant son air natal, il reprit une santé parfaite, et au bout de quelque temps il retourna à Naples, où il ne se trouva pas plus tôt, qu'il devint aussi malade qu'auparavant. Son estomac, disait-il, avait entièrement perdu ses fonctions. Dans ce misérable état, il reçut une lettre de son père, qui lui recommandait fortement la Graine de Moutarde. Il s'y soumit, et en prit trois fois par jour plein une cuiller à soupe. Il y a trois mois qu'il a adopté ce plan, et il est aujourd'hui mieux portant qu'il n'a jamais été. Il a dit que son estomac digérerait maintenant le marbre. »

(2) C'est pour moi une véritable satisfaction d'être en état de parler ici des effets bienfaisants de son emploi dans le cas d'un enfant de l'âge si tendre de six mois, dont les intestins, pour avoir été privés (par la maladie soudaine de sa mère) de la substance que fournit la nature, étaient tombés dans une telle dépendance de remèdes, que tout ce qu'on aurait pu substituer à sa nourriture, lui était absolument contraire. La conséquence finale fut un entier délabrement de corps, et la perte de tout indice de santé et de tranquillité. A la fin, je résolus de discontinuer l'usage de tous

l'armée de terre et de mer, comme article d'utilité et d'applicabilité générale ; ce n'est pas pour moi un objet d'*investigation*. Je suis *convaincu* que ce serait un préventif et un remède aussi efficace parmi nos soldats et nos matelots, quelles que soient les circonstances où ils se trouvent par rapport au climat ou à d'autres égards, que j'ai prétendu qu'il le serait contre les maux plus limités dont je viens de m'occuper, résultant des plus grands changements auxquels le corps européen est sujet, et d'après le même double principe.

Mais, lorsque je parle avec tant de force de ses vertus, je ne voudrais pas être mal compris. Je suis loin de prétendre qu'il faille regarder la semence de Moutarde comme ayant des propriétés *universelles ;* je dirai même qu'il est bien des cas, où son usage paraît convenir, dans lesquels on doit l'administrer avec précaution, et beaucoup d'autres où il faut lui adjoindre, pendant quelque temps, d'autres remèdes *plus actifs* et plus puissants (2) ;

les autres remèdes, et de donner à l'enfant deux fois par jour (avec sa nourriture) cinquante graines de moutarde. Le résultat fut décisif : au bout d'un mois, sans avoir besoin de prendre une seule dose de médecine, il devint, s'il est possible, d'une santé plus vigoureuse qu'avant qu'il eût été privé des douceurs et des avantages du sein de sa mère. Il est presque inutile d'ajouter que l'on continue à l'enfant le traitement qui l'a retiré d'un état si déplorable, et auquel je n'avais pas craint auparavant d'attribuer la vertu, dans tous les cas qui exigeaient son secours, de faire bien remplir aux viscères leurs fonctions..

(2) Il faut bien faire attention à ceci, autrement il s'en suivrait de grands mécomptes, tant pour le patient que pour celui qui prescrit le remède, qui perdrait lui-même la confiance qu'il s'est généralement acquise. Dans le cas où l'usage quotidien de divers remèdes est devenu nécessaire pour le soulagement, soit réel, soit présumé du patient, il faut beaucoup de CIRCONSPECTION pour opérer un changement de régime. Il ne faut point interrompre BRUSQUEMENT ses habitudes, mais les modifier PEU A PEU.

il en est encore un assez grand nombre où des remèdes *non caractérisés* peuvent être utiles. Je ne plaide sa cause que parce que l'expérience m'a fait connaître non-seulement son étonnante efficacité dans le cas des autres, mais encore dans ma maladie chronique que je croyais incurable. Il n'est pas nécessaire de donner maintenant les détails des cas sus-mentionnés, et, quant au mien propre, il serait tout-à-fait déplacé d'en parler ici au long. Qu'il me suffise de dise qu'ils ont été aussi variés que nombreux ; et je puis déclarer avec vérité que je n'ai jamais su ce que c'était que de jouir d'une santé parfaite pendant vingt-quatre heures, jusqu'à ce que je fusse instruit de l'efficacité de la Graine de Moutarde blanche, et que je la pris en nature (1).

(1) Comme il est des personnes qui s'imaginent que tout ce qui est NOUVEAU POUR ELLES est une nouveauté, je crois devoir dire ici que les vertus de la Semence de Moutarde sont signalées par tous les pères de la médecine. Le passage suivant de Pline résume, à mon avis, tout ce que j'ai dit dans les pages qui précèdent :

« Sinapi, cujus in sativis tria genera ciximus, Pythagoras principatum habere ex his quorum sublimo vis feratur, judicavit, » quoniam non aliud magis in nares et cerebrum penetret. At serpentum ictus et scorpionum tritum cum aceto illinitur. Fungorum » venera discutit. Contra pituitum tenetur in ore, donec liquesquat, » ant gargarizatur cum aquâ mulsâ. Ad dentium do'orem manditur : ad uvam gargarizatur cum aceto et melle. Stomacho utilissimum contra omnia vitia, pulmonibus. Excreationes faciles » facit in cibo sumptum : datur et suspiriosis. Item comitatibus » tepidum cum succo cucumerum. Sensus, atque sternatamentis » caput purgat, alvum mollit, menstrua et urinam ciet. Hydropicis » imponitur, cum fico et cumino tusunt ternis partibus. Comitiali » morbo, et vulvarum conversione suffocatas excitat odere, aceto » mixto : item lethargicos. Apjicitur tordilion. Et autem id semen » ex seseli. Et si vehementior somnus lethargicos premat, cruribus » aut etiam capiti illinitur cum fico ex aceto. Vetores dolores thoracis, lumborum coxendictum, humerorum et in quacumque parte » corporis ex alto vitia extrahenda sunt, illitum caustica vi emendat, pustulas faciendo. At in magna duritia sine fico impositum :

Tout ce que je demande donc, c'est un essai *sincère* de ses vertus; et lorsque je m'étends ainsi sur un article

» vel vi vehementior ustio timeatur, per duplices pannos. Utuntur » ad alopecias cum rubrica, psoras, lepras, phthiases, lithanicos, » opisthotonicos. Inungunt quoque scabras genas, aut calignantes » oculos cum melle. Succusque tribus modis exprimitur in fictili, » calescit qui in eo sole modice. Exit et è cauliculo succus lecteus, » que ita cum indaruit, dentium dolori medetur. Semen ac radix, » cum immaduere musto, conteruntur, manusque plenæ mensura » sorbentur ad firmendos fances, sthomachum, oculos, caput, sen- » susque omnes; mulierum etiam lassitudines, saluberrino genere » medicinæ. Calculus quoque discutit potum ex aceto. Illinitur et » livoribus sugillatisque cum melle et adipe anserino, aut cera » Cypria. Fit it oleum ex semine madefacto in oleo expressoque, » quo utuntu ad nervorum rigores, lumborumque et coxendicum » perfrictiones. » (LIB. XX, C. XXII).

Ayant été requis à plusieurs reprises de faire la traduction du passage ci-dessus, et sentant qu'on pourrait me soupçonner d'infidélité, je donne ici celle d'Holland, la seule traduction DIGNE DE CONFIANCE que je puisse donner. Si elle a quelque chose d'âpre et de dur, le lecteur doit en rejeter la faute sur le siècle où il vécut. Je ne me suis pas assujetti à la traduction anglaise, qui est plutôt une paraphrase qu'une traduction.

(*Note du traducteur.*)

« Le sénevé, dont il y a trois espèces, comme je l'ai observé dans mon Traité des plantes potagères, est placé par Pythagore au premier rang des simples qui ont le plus de fumée; car il n'est rien qui affecte plus tôt le nez et qui monte plus promptement dans le cerveau que le sénevé. On en pile la graine, sur laquelle on verse du vinaigre pour faire un cataplasme contre la morsure des serpents et la piqûre des scorpions. Cette plante a de plus la vertu de chasser le venin des champignons. Tenue dans la bouche jusqu'à ce qu'elle fonde, ou employée avec de l'hydromel pour se gargariser, elle est excellente contre la pituite. On la mâche contre les maux de dents. On la délaie dans du vinaigre et du miel pour se gargariser contre la luette. Elle est bienfaisante contre les dérangements de l'estomac et des poumons. Prise avec de la nourriture, elle facilite les expectorations. On la donne aussi aux asthmatiques. Les épileptiques la prennent chaude avec du jus de concombre. Elle purge les sens, ainsi que la tête, en faisant éternuer, amollit le ventre, provoque les règles et l'urine. On en fait un cataplasme pour les hydropiques, en y mêlant trois quarts de figues

dont M. Turnor a pris chaudement les intérêts, je prie le lecteur de ne pas penser que je donne mon adhésion à l'usage aveugle et imprudent d'un remède qui, quelques bonnes qualités qu'il puisse avoir, est susceptible de devenir malfaisant par négligence ou par ignorance.

Pour mieux faire comprendre que je ne le considère pas comme devant exclure l'usage de tous les autres moyens, j'arrive maintenant aux remèdes extérieurs, qui ne sont pas de peu d'importance dans cette classe de maladies.

Le *bain tiède* peut réclamer la préférence. Si l'on fait attention à l'immense chaîne des sympathies entre la peau et les organes intérieurs, on comprendra aisément l'avantage qui résulte de l'usage judicieux du bain chaud. En

et du cumin. En y mêlant du vinaigre, et le portant au nez des femmes qui éprouvent une suffocation de la matrice, il les ranime. Il produit le même effet à ceux qui ont un accès de léthargie. On y joint le tordillon, qui est la semence de seseli. Lorsque le sommeil léthargique est excessivement profond, on l'applique aux jambes et même à la tête avec des figues et du vinaigre. Employé en cataplasme, il soulage par sa vertu caustique les maux de poitrine, de reins, de hanches, d'épaules et de toutes les parties élevées du corps, en faisant des pustules. Mais lorsque la chair est très-dure, on n'y met pas de figues, et lorsqu'on craint qu'il cuise trop, on emploie un drap double. On s'en sert contre les caroncules, la gale, la lèpre, les maladies pédiculaires, les maux de nerfs. On passe aussi du miel sur les joues galeuses et les yeux troublés. Le suc de sénecé s'exprime de trois manières différentes dans un pot de terre, et on l'y laisse chauffer un peu au soleil. Il sort de la tige un suc laiteux qui, après avoir durci, guérit les maux de dents. La semence et la racine, après avoir été imprégnées de vins doux, sont pilées, et on en avale plein le creux de la main pour fortifier le gosier, l'estomac, les yeux, la tête et tous les sens; c'est aussi, pour les lassitudes des femmes, le remède le plus salutaire. Pris en boisson avec du vinaigre, il broie la pierre. On fait aussi avec de la Graine de Moutarde une huile dont on se sert beaucoup pour échauffer et adoucir la roideur des nerfs occasionnée par le froid, ainsi que pour obvier au froid perçant réfugié dans les reins et les hanches, et qui donne naissance à la sciatique. »

augmentant une douce évacuation de la peau, le bain chaud accroit les sécrétions intérieures, particulièrement les sécrétions biliaires, tandis qu'en même temps il remédie à la congestion dans le foie. Généralement parlant, c'est l'agent extérieur le plus puissant et le plus agréable auquel nous puissions avoir recours pour le soulagement de ces innombrables sensations morbides et irrégulières qui accompagnent les maladies dont nous nous occupons ici. Le *bain de vapeur* est encore plus efficace que le bain liquide, et lorsque la position du patient le demande, il doit lui être préféré. Lorqu'on ne peut se procurer ni l'un ni l'autre, le *bain de pied* peut, jusqu'à un certain point, leur être substitué avec avantage.

Après le bain chaud, *les frictions* avec de la flanelle sont d'un grand usage ; et la région du foie, aussi bien que toute l'épine dorsale, doit être particulièrement bien frottée, afin d'exciter l'action des divers vaisseaux qui provoquent la circulation, l'absorption et la sécrétion ; moyen dont on s'avise rarement, mais dont on se trouvera très-bien par les avantages extraordinaires qu'il procure. Quant au *bain froid*, il n'est pas aussi aisé de tracer des règles générales. Dans les cas nombreux des maladies que nous appelons nerveuses et hypocondriaques, le bain froid est un excellent remède ; mais lorsque la région du foie a déjà éprouvé un grand dérangement, soit dans ses fonctions, soit dans ses organes, la compression du bain et l'affluence subite du sang de la surface au centre du corps deviennent des circonstances dangereuses, et il en est souvent résulté les plus sérieuses conséquences.

Dans tous les cas, lorsqu'on veut en éprouver les effets, le bain chaud doit en précéder l'usage pendant quelque temps ; et ensuite en baissant la température de l'eau avec toutes les précautions possibles, il faut en venir sans façon au bain froid lui-même. Lorsqu'on l'on peut supporter ce dernier, et qu'il en résulte des symptômes favorables, avec une réaction modérée, alors on aura beaucoup gagné, puisque ces vicissitudes saines du fluide vital conduisent au rétablissement des sécrétions, et à une balance égale de l'excitabilité et de la circulation par tout le corps. Avant de quitter l'article des bains, je parlerai de l'usage bien connu d'éponger le corps avec du vinaigre et de l'eau, d'après la méthode du docteur Stewar dans les affections de poitrine ; méthode dont on ne peut trop constater les bons effets, soit que nous la considérions comme un intermédiaire entre l'immersion chaude et l'immersion froide, ou comme moyen d'obtenir les résultats pour lesquels on prescrit le bain froid (1). Je ne veux

(1) Dans la vue d'écarter tout obstacle qui pourrait se rencontrer dans l'usage plus étendu de ce remède précieux, je crois à propos de donner ici des directions particulières à cet égard. On n'a tout simplement qu'à se conformer à ce qui suit : Frottez soir et matin avec la main ou avec une éponge trempée dans une égale portion de vinaigre et d'eau, toute l'étendue des bras, de la gorge, du cou, de la poitrine, du dos, de l'estomac et du ventre ; employez ce mélange tiède pendant trois ou quatre fois, et ensuite froid ; essuyez d'abord la peau avec une serviette grossière, ensuite frottez-la pendant au moins dix minutes avec de la flanelle ou une brosse à peau. Au bout de quelques jours les membres inferieurs peuvent être traités de la même manière. La quantité de vinaigre peut être réduite par degrés, au bout d'une semaine ou de dix jours, jusqu'à ce qu'elle ne fasse plus qu'un tiers ; et quelques semaines après, il suffira souvent d'avoir recours une fois par jour à son influence rafraîchissante et fortifiante.

Les bons résultats de ce procédé sont incalculables ; rien ne peut être plus extraordinaire que ses effets pour produire le sommeil, et pour baisser le pouls dans bien des cas d'affection de poitrine, où les anodins et autres remèdes sont ou inadmissibles ou inutiles : et dans presque tous les cas du dérangement des viscères, il manque rarement de produire un soulagement notable au patient. Il absorbe la chaleur intérieure, favorise une bienfaisante circulation sur la surface, et ouvre les pores de la peau, et accomplit ainsi le grand objet qu'on ne doit jamais perdre de vue, celui de défendre le patient contre les changements atmosphériques et l'atteinte du froid. D'autres avantages naissent encore de l'adoption de ce plan, par exemple la faculté qu'a le vinaigre d'augmenter l'élasticité des vaisseaux cutanés, et lorsqu'il a pénétré dans le corps, de diminuer la fièvre ; sa coopération matérielle a l'effet de régler

pas négliger le moyen non moins utile du docteur Scott (le bain nitro-muriatique) pour obtenir du soulagement dans les affections de l'abdomen. Ses effets sont assez bien connus pour établir sa réputation comme remède *important* lorsqu'on lui donne des auxiliaires convenables.

Sous le titre des remèdes externes, on peut aussi placer le changement de climat, ou l'échange d'une asmosphère variable pour une autre plus uniforme. Cependant tout changement *soudain*, même de cette espèce, est dangereux.

Un voyage maritime est, en général, aussi salutaire dans les douleurs du foie que dans les douleurs pulmoniques, quoiqu'en général on n'en ait pas cette opinion. Le mouvement du vaisseau, la pureté comparative de l'air, son équilibre et les heures régulières paraissent être les principales causes d'une heureuse influence ; mais peut-être seraient-elles bien compensées par les avantages qu'on peut obtenir dans un voyage sur terre, où, à l'exercice en voiture ou à cheval se joignent l'amusement et le plaisir que puise l'esprit dans la contemplation des sites ruraux ou romantiques, avec la variété d'objets que l'aspect de la nature présente à l'œil du voyageur.

les intestins, lorsqu'on y joint la friction extraordinaire dont il doit toujours être accompagné ; et par-dessus tout son importance comme SUBSTITUT de l'exercice et de l'air dans certaines circonstances. Pour résumer tout ce que j'aurais à dire relativement à ce mode d'influencer la santé et la force de la circulation, et par conséquent la santé de toutes les fonctions du corps, je n'hésite pas à déclarer que je suis dans la ferme conviction, d'accord ici avec l'opinion de mon premier et bien estimable précepteur, M. Charles Bell, que si au lieu de prendre l'estomac, ou le foie, ou les intestins, et de travailler continuellement sur eux à l'exclusion des autres parties de notre corps, on se proposait de prendre la PEAU pour l'objet de ses soins, cette pratique aurait autant de succès, et fournirait bientôt des cas et des faits aussi nombreux, tandis que sa liaison avec la science générale serait plus étroite, et ses droits à la faveur du public plus solides que ceux qui ont prévalu jusqu'ici en promulguant des doctrines sur les fonctions et les maladies de parties individuelles.

Il n'est que trop vrai cependant que, dans la classe des maladies que nous considérons maintenant, chaque paysage se couvre d'une teinte sombre, et que l'âme se porte continuellement des amusements et des observations extérieurs à de noires réflexions sur nos sensations morbides ; et quelque mode de voyager que nous adoptions, il ne faut pas nous attendre à laisser tout-à-coup nos soucis derrière nous, ou à nous échapper à nous-mêmes.

Heureux, trois fois heureux doivent s'estimer ceux qui, parvenus, au point où chaque plaisir terrestre ne peut leur donner de jouissance, et où le pouvoir humain semble hors d'état de leur prêter secours, sont portés à chercher des consolations d'un ordre plus élevé ! rien n'est plus propre peut-être à nous apprendre que toutes les choses humaines ne sont que *vanité et tourments d'esprit*, que cette classe de souffrances dont nous avons parlé ; et celui qui a appris cette leçon d'une manière pratique, à quelque prix que ce soit, n'a pas payé trop cher cette acquisition. Savoir que ce séjour n'est point celui du repos, et savoir où il est, vaut mieux que toutes les richesses. Il est possible que ces souffrances lui soient envoyées pour son instruction, et il peut trouver que ces épaisses ténèbres qui sont devant lui (comme celles qui remplirent l'armée d'Égypte de terreur, d'épouvante), aient un côté brillant d'une sainte flamme, gage lumineux d'une Divinité présente, protectrice et tutélaire.

Mais revenons à notre objet.

Je rappellerai ici les bons effets d'un large bandage de flanelle en plusieurs doubles, que l'on porte bien serré autour de l'abdomen, et qui s'étend jusqu'à la région épigastrique. Ses heureux résultats peuvent s'expliquer, en premier lieu, par le soutien local qu'il donne aux viscères abdominaux ; en second lieu, par la température et la chaleur uniformes qu'il y maintient ; et, en troisième lieu, par l'action toujours égale qu'il y exerce, et la transpiration de la peau qui en est la suite.

En hiver, au printemps et en automne, l'usage général

de la flanelle est nécessaire dans le dérangement des fonctions ou de la structure des organes biliaires ou digestifs; en hiver, pour se défendre du froid ; au printemps et en automne, pour remédier aux changements atmosphériques, qui règnent principalement alors. Lorsque la chaleur de l'été rend la flanelle pénible ou affaiblissante, par l'excès de la transpiration, on doit y substituer du calicot léger (1).

(1) C'est une erreur de supposer que la flanelle est un vêtement trop chaud pour l'été. Le fait est que, quoiqu'elle augmente la transpiration, elle favorise en même temps l'ÉVAPORATION ; et nous savons que l'évaporation produit un froid positif, cette évacuation étant le moyen désigné par la nature pour supprimer la chaleur surabondante, soit qu'elle provienne du climat, de l'exercice ou de la fièvre. Quant au vêtement chaud, on ne peut trop en dire, soit sous le rapport de l'adoucissement qu'il procure aux indispositions en question, soit parce qu'il favorise la santé, et qu'il est l'instrument de toutes les autres jouissances de la vie. La recette favorite de Boerhaave pour la santé était « de quitter le vêtement d'hiver à la Saint-Jean et de le reprendre le lendemain. » C'est là, en effet, le seul moyen efficace que nous puissions adopter pour échapper à l'influence de ces changements soudains de temps auxquels nous sommes si incessamment exposés. Ces changements soudains, qui ont eu lieu pendant les trois quarts de l'année, peuvent être regardés comme non moins nuisibles à la santé qu'ils sont désagréables à nos sens ; et nos appréhensions de nous ENRHUMER, qui ont souvent paru ridicules aux étrangers, sont reellement mieux fondées que beaucoup de personnes même parmi nous ne sont disposées à le croire, les RHUMES dans leurs CONSÉQUENCES devenant funestes toutes les annees à des milliers d'individus. Quoique nous puissions espérer d'échapper entièrement aux sensations désagréables, ou de nous prémunir tout-à-fait contre les fâcheux résultats de cette versatilité de notre climat, cependant, si nous donnons une attention convenable à la NATURE DU VÊTEMENT, nous pouvons éviter une grande partie du danger. Si les FEMMES sont sujettes à s'enrhumer plus fréquemment que les hommes, ce n'est pas seulement en raison de la délicatesse de leur constitution ou de ce qu'elles vivent davantage dans la retraite, mais à cause du changement fréquent qu'elles font dans la qualité ou la quantité de leurs vêtements, et quelquefois parce qu'elles exposent ces parties du corps qui, un peu auparavant, avaient été

Il faut porter la plus grande attention aux pieds. Si on les laisse au froid ou à l'humidité, une augmentation d'en-

chaudement couvertes. Si les femmes sont, dans une plus grande proportion, victimes de la CONSOMPTION, ne pourrions-nous pas en trouver la cause dans le fait qu'elles règlent leur toilette plutôt par un esprit d'élégance que par le sentiment de son véritable but, ou, en d'autres termes, qu'elles sont plus jalouses de la MODE que de la SANTÉ, et qu'elles sont gouvernées par l'APPARENCE plutôt que par l'UTILITÉ ?

N'est-ce pas encore à cette même tyrannie de la mode qu'il faut s'en prendre de ce qu'il y a beaucoup plus de filles que de garçons contrefaits ? La difformité du corps, comme on l'a déjà dit, vient souvent de faiblesse ou d'infirmité et d'une fausse direction(*).

Mais n'est-elle pas fréquemment l'effet d'un mauvais choix de vêtements ? Ne vient-elle pas souvent de ce qu'on veut corriger par la toilette la forme que Dieu leur a donnée, et ceux qui ne savent faire mieux, ne croient-ils pas que la figure de la femme serait désagréable si elle n'était pas traitée de la sorte ? Les os des personnes qui croissent sont si cartilagineux qu'ils cèdent facilement à la plus légère pression, et prenent aisément la forme de l'enceinte dans laquelle ils se trouvent relégués. La pression de l'abdomen par le corset, tel qu'on ne le fait que trop généralement, gène l'action de l'estomac et des intestins, et le mouvement nécessaire à une saine respiration. La marche de la digestion et la circulation convenable du sang se trouvent ainsi entravées, et il en résulte nombre de maladies accablantes. La souplesse du corps et la grâce naturelle de la forme féminine se trouvent paralysées par cet emprisonnement rigoureux. Le zèle imprudent de la mère pour la beauté des formes de sa fille lui rend un autre très-mauvais service, car il lui arrive fréquemment d'être impropre au mariage, de souffrir beaucoup en changeant d'état, si elle ne meurt en couches.

Ces observations sont particulièrement applicables aux enfants; par l'inattention sur leurs vêtements, on jette les fondements de plusieurs maladies qui leur deviennent funestes, particulièrement l'inflammation des poumons, et de l'enveloppe de la membrane, de la trachée, etc. Cette dernière, dans son état le plus violent, a

(*) En me référant à ce que je dis alors, je ne puis me dispenser de payer ce tribut de respect que je dois ici au docteur Raph Palin, dans l'excellent ouvrage duquel, sur l'influence des habitudes et des mœurs sur l'espèce humaine, j'ai puisé une grande partie des vues et des idées que j'ai sur cette matière.

gourdissement ou d'irritabilité morbide sera, par une sympathie directe ou opposée, communiquée au foie et

pris le nom de croup, maladie qui quelquefois fait périr dans quelques heures. Il s'en faut de beaucoup qu'il soit invariablement vrai que les enfants qui ont été endurcis au froid ou élevés à la dure (comme on dit), soient les plus forts en adolescence : un grand nombre sans doute ont survécu, et quelques-uns peuvent avoir prospéré, malgré le régime auquel on les a soumis ; mais tous les hommes de l'art, qui ont été à portée de beaucoup observer les maladies des enfants, ont dû remarquer que les familles dans lesquelles les enfants sont LE MOINS exposés à l'influence du froid, jouissent généralement d'une meilleure santé, tandis que celles où ils sont traités d'après le principe erroné qu'il faut les endurcir, sont rarement exempts de quelque maladie d'un genre ou d'un autre. C'est par cette manière de traiter les enfants que beaucoup de maladies, qui autrement seraient demeurées inertes, sont mises en activité ; et beaucoup de personnes, par le fait de cette erreur, deviennent victimes de la consomption pulmonaire et de la scrofule dans un âge plus avancé. Et cependant combien cette erreur n'est-elle pas commune, dans la pratique du moins, si ce n'est en principe ou en volonté ? Combien de fois ne voyons-nous pas des enfants, même des enfants DÉLICATS, non seulement en été, mais à toutes les époques de l'année, les bras et la poitrine découverts, et leur corps, de l'estomac en bas, dans l'état absolu de nudité ? Est-ce ainsi que l'on travaille au développement de la nature ?

La santé de l'animal exige non-seulement qu'il conserve un degré convenable de chaleur animale, mais encore qu'il se forme continuellement en lui une nouvelle sève, et une évacuation de l'ancienne. Sans une quantité suffisante de transpiration, qui chez nous dépend beaucoup de l'habillement, ni les végétaux, ni les animaux, ne peuvent conserver la santé : une plante dont les pores sont bouchés tombe malade et meurt, et un œuf dont la coque a été couverte de vernis, et dont les pores ont été ainsi bouchés, ne produira pas d'animal vivant, soit par le contact de la chaleur ordinaire, soit par l'incubation de la poule. Il a été reconnu par des expériences aussi concluantes que dignes d'intérêt, que la transpiration INSENSIBLE seule produit une grande émanation que toutes les évacuations sensibles ensemble, et que cette proportion avec toutes les autres évacuations est comme cinq est à trois : quoique cette proportion varie dans les différents âges, climats et constitutions, elle est cependant d'une telle importance dans tous, que lorsqu'elle manque à un degré considérable, il s'en suit nécessai-

aux viscères chylifiques, d'où résultera inévitablement le dérangement de leurs fonctions. De là, la nécessité de la

rement de l'indisposition dans le corps. En effet, en considérant l'importance de la fonction de la peau dans ses effets sur l'activité générale du système vasculaire, et dans l'action qui a lieu entre elle, l'estomac et les intestins, et les rognons et poumons, on se convaincra de la sagesse, sinon de la nécessité de faire attention à son état HABITUEL. Engagés comme le sont la peau et les poumons dans l'exercice de la même fonction (qui est de dégager le gaz acide carbonique), nous devons porter une attention particulière à l'état de la première, lorsque le dernier organe a de la disposition à être malade, puisque toute impression de froid sur la surface, tout obstacle porté à la transpiration, impose aux poumons une action extraordinaire qui y produit ainsi de l'irritation, et peut-être des maladies d'abord après. De plus, lorsque nous voyons combien l'état de la peau est influencé par la maladie et le dérangement des viscères, cela doit nous porter non-seulement à noter les symptômes de la maladie intérieure, mais à adopter les meilleurs moyens d'exciter l'une comme un remède pour les affections des autres. Pareillement, l'état de la cervelle et la sécrétion des rognons sont influencés par l'éclat de la peau et de la transpiration. Tout ceci tend à faire voir que le système nerveux (de même que le système vasculaire) doit être considéré comme un GRAND TOUT, dont chaque partie a bien sa fonction distincte, mais ne saurait jamais, dans l'état naturel, ni dans des cas morbides, en général, être absolument INDÉPENDANTE des autres parties de cette portion mystérieuse de notre corps ; et que la santé de toutes les fonctions de notre corps est éminemment influencée par ce qu'on a déjà dit au sujet de la SYMPATHIE, et sur l'importance d'une ÉGALE distribution d'action vasculaire et nerveuse, selon que l'on fait intervenir à propos ou non l'influence de la peau (*).

Le sujet mérite un examen raisonné, tant dans la pathologie que dans la pratique, car on ne jouit de la santé que lorsque les diverses fonctions qui forment ensemble l'économie animale sont parfaites, et une seule fonction ne peut être saine que le tout ne le soit aussi.

(*) Il est superflu de dire combien toutes les fonctions, particulièrement celles de la peau, sont influencées par la Graine de Moutarde, soit à ceux qui en ont pris eux-mêmes, soit à ceux qui ont eu occasion d'en observer les effets sur les autres.

chaleur et de l'absence de toute humidité, et de l'utilité fréquents bains de pieds et de frictions avec de la flanelle.

Quoique beaucoup de ces circonstances aient déjà été signalées, on les reproduit ici, dans la conviction où l'on est de leur importance et de la nécessité de les imprimer fortement dans l'esprit tant des patients que des praticiens.

On peut aussi placer l'exercice comme un moyen curatif. On se fait assez généralement une idée très-erronée de la nature et des effets de l'exercice dans les différentes situations du corps. On se fait tous les jours beaucoup de mal en portant ce remède à l'excès, ce qui aggrave les maux qu'il était destiné à éloigner. Toutes les fois qu'il est porté jusqu'à la fatigue dans les maladies que nous considérons, ses effets sont semblables à ceux de la débauche. Tous les exercices actifs doivent se faire, en été, dans les matinées et les soirées ; tandis qu'on doit se livrer à un repos frais au milieu du jour, et particulièrement après le grand repas, puisque tout mouvement à cette époque dérange la fonction de la digestion, et produit des vents, de l'acidité et des sensations désagréables de la ligne du canal intestinal. En hiver, au contraire, l'exercice doit se faire au milieu du jour, au lieu que le brouillard du matin et l'air cru du soir doivent être évités.

Généralement parlant, les exercices passifs sont les meilleurs, comme les promenades en voiture ou à cheval ; mais l'escarpolette serait, j'en suis persuadé, un excellent substitut non-seulement pour les autres exercices précipités, mais pour une promenade sur mer, puisque ses effets sur l'économie animale ont beaucoup de ressemblance.

Quant à la diététique, le malade lui-même connaît généralement assez bien le genre de nourriture qui lui convient le mieux ; mais il pourrait faire en cela de grands progrès vers sa guérison, s'il avait assez de résolution pour borner la quantité de sa nourriture jusqu'à concurrence de la digestion. Le bilieux ne devrait jamais connaître la satiété à table ; autrement, il faut s'attendre inévitablement à l'indigestion, aux vents et à l'oppression de la région du cœur (1).

(1) « Le régime, dit un ancien médecin, qui se trouvait assez affligé de la dyspepsie pour écrire sa propre épitaphe, dans la persuasion qu'il en aurait bientôt besoin, est la partie la plus importante du traitement. Par la diète seule, il est possible d'adoucir ce qu'il y a de plus cuisant dans la douleur et d'empêcher la maladie de prendre complètement le dessus. Sans attention à la diète, il faut que le patient renonce à l'espoir de se soustraire à ses maux. Employer les remèdes lorsque le régime est négligé, c'est bâtir d'un côté et démolir de l'autre. Lorsque le patient est arrivé à l'état le plus flatteur de convalescence, il aura ruiné tout ce beau résultat par UNE SEULE ERREUR GRAVE DANS LA DIÈTE, il faut recommencer le traitement. » L'observation attentive fera voir en effet que le bien-être et la santé, dans certaines circonstances, sont étroitement liés à cette apparente dure condition. Un bol d'eau de gruau, une assiette de fruit, feront faire au malade dix degrés à reculons ; une demi-pinte de vin fort, vingt degrés. D'un autre côté, je suis parfaitement d'accord avec quelqu'un dont les opinions n'ont pas moins de droit au respect, que DE TOUJOURS CONSIDÉRER CE QUE NOUS DEVONS MANGER ET CE QUE NOUS DEVONS BOIRE, ET CE DONT NOUS DEVONS NOUS VÊTIR, pour éviter l'approche de la maladie, est le moyen le plus propre à en provoquer l'attaque. En effet, un homme qui se tâte continuellement le pouls, est sujet à en avoir rarement un bon ; et celui qui avale sa nourriture par le même principe que sa médecine, ne pourra ni en jouir, ni en digérer aussi bien que s'il mangeait d'après l'impulsion d'un appétit qui n'est l'ouvrage ni de la réflexion ni du calcul. Le valétudinaire, qui est dans l'habitude de peser ses repas, trouvera généralement qu'ils lui pèsent sur l'estomac. S'il fait une promenade à pied ou à cheval, sans autre but que d'acquérir de la santé, il la trouvera en chemin. Lors donc que je combats toute INDIFFÉRENCE sur ce point, je suis loin d'approuver l'excès de soins : la conduite que je propose aux patiens de la classe et de l'état en question ici, est fondée sur une observation qu'a faite quelque part lord Chesterfield au sujet de l'habillement. Sa seigneurie dit : « Qu'un homme, dès qu'il s'est une fois habillé avec le soin convenable, ne doit plus penser à son habillement le reste du jour. » De même, après avoir réglé son régime, ou en avoir adopté un conforme au modèle le plus digne d'être suivi, un homme sage bannira ce sujet de sa pensée. Il se conformera, aussi uniformément qu'il le pourra, aux règles de conduite qui lui ont

Il faut aussi faire attention au temps où nous prenons nos repas dans cette classe de maladies. Déjeûner de bonne heure, dîner à une ou deux heures, prendre du thé, ou plutôt du café à six heures, et peu ou presque point de souper, c'est ce qui convient le mieux à la pluralité des patients. On doit éviter les végétaux crus et acidules, le fromage, les viandes huileuses et rances, les soupes, les consommés et toute espèce de confiture. La nourriture animale bien rôtie, le biscuit ou le pain rassis, la poutinade au riz ou au pain doivent être les plus ordinaires.

De toutes les boissons l'eau est la meilleure; mais comme peu de personnes, accoutumées à des liquides enivrants, peuvent se résoudre à goûter le breuvage simple de la nature, on peut former de la manière suivante une boisson très-agréable et très-saine, qui exerce une in-

été tracées, ou que, en vertu de son expérience, il s'est prescrites à lui-même, mais il les aura aussi peu que possible dans son esprit. Je dirais à toutes ces personnes-là : vivez simplement RÉGULIÈREMENT, et avec tempérance ; à ceux qui ne sont jamais heureux que lorsqu'ils prennent de la médecine (et il y en a beaucoup), j'ajouterais : toutes les fois que vous prendrez votre nourriture, prenez la MÉDECINE que cet Ouvrage a pour but de recommander : tandis qu'à ceux qui n'y ont recours que comme un objet de NÉCESSITÉ, je ne prescrirais que cette seule ordonnance : ne prenez jamais de repas sans CE SUPPLÉMENT SIMPLE, soit avant, soit après, selon la quantité qu'exige votre cas, excepté ceux dont j'ai parlé. J'ajouterais ENSUITE : quelques bons effets que je me sente autorisé à vous faire attendre de la médecine que je vous ai recommandée, je ne vous conseille pas d'en attendre trop. Ne comptez pas qu'elle vous dispense TOUT-A-COUP de toutes les autres médecines, ou qu'elle vous débarrasse A L'INSTANT de toute sensation désagréable. Vous pouvez éprouver de la DIFFICULTÉ à l'accommoder à l'économie de votre corps, et subir le retour de votre maladie ; mais persévérez dans vos efforts à la RENDRE propre aux circonstances de votre cas, et soyez assuré qu'elle FINIRA par remplir de point en point l'objet pour lequel je ne crains pas de la recommander si chaudemement.

fluence bien salutaire dans la vaste classe des maladies bilieuses et dyseptiques : dissolvez six gros de carbonate de soude sec dans une pinte d'eau, et quatre gros et demi d'acide de tartre dans une bouteille de même grandeur ; au moment d'en avoir besoin, versez plein un verre à boire de chaque bouteille en même temps dans un gobelet, et aussitôt a lieu l'effervescence pendant laquelle il convient de boire ce liquide.

Les liqueurs fermentées sont très-généralement nuisibles. Les vins les moins pernicieux sont le véritable Sherry et le Madère. Quant aux esprits, ils sont trop souvent malfaisants ; mais si le patient ne veut ou ne peut s'en abstenir, il doit prendre de l'eau-de-vie bien trempée d'eau chaude, ou froide et sans sucre.

Les malades de ce genre ne doivent pas se fier à leur résolution quant à la quantité ; mais, comme Ulysse, qui se fit attacher au mât pour éviter les Syrènes, il faut qu'ils limitent absolument la quantité de leur boisson et le degré de mélange, pour ne s'en écarter sous aucun prétexte.

Le thé et le tabac, comme herbes narcotiques, sont en général nuisibles ; et les infusions spiritueuses et anodines et remèdes secrets doivent être tout-à-fait proscrits, comme tendant à donner une racine plus profonde à chaque symptôme, tandis qu'ils procurent un soulagement trompeur et temporaire.

Comme le manque de repos pendant la nuit tend à aggraver sensiblement les maladies bilieuses et nerveuses, tout ce qui est propre à interrompre ce soulagement de nos maux doit être évité avec soin. On peut mettre au premier rang les veilles et les soupers. Le tyran de la *coutume* a tellement interverti l'ordre de la nature quant au temps de se mettre au lit, comme il l'a fait dans *presque tout ce que nous faisons*, que nous portons plus ou moins la peine du mépris de ses lois sacrées. Se coucher de bonne heure et se lever de même est indispensable dans le traitement de cette classe de maladies humaines ; et généralement parlant, pour la conservation de la santé.

APPENDICE.

On pourrait citer ici un grand nombre d'exemples à l'appui de la doctrine et de la pratique enseignées dans les pages qui précèdent; mais il suffira d'en présenter quelques-uns pour leur donner du crédit.

Un malade rétabli, dont la maladie datait de plus de trente ans, m'écrit ainsi *la première fois* après m'avoir vu, au sujet de ses maux :

7 février 1826.

« Je suis fâché de vous apprendre que l'heureuse espérance que vous m'avez donnée sur l'efficacité de la Graine de Moutarde, dans mon cas plus que triste, s'est entièrement évanouie.

» Je n'ai cessé, depuis que j'ai quitté Cheltenham, de me trouver constamment malheureux, soit parce qu'elle n'agissait pas, soit parce qu'elle produisait du malaise.

Je crains qu'il ne faille y renoncer, à moins que vous ne puissiez me mettre sur la voie de me mieux gouverner. »

Et ensuite, dans une seconde lettre, *la semaine suivante* :

« Vous trouverez du plaisir à apprendre que je recueille les fruits de mon obéissance à vos directions ; que je n'ai cessé de continuer l'usage de la Graine de Moutarde; et que depuis que j'ai pris la boisson apéritive combinée avec elle, j'éprouve une amélioration très-considérable dans mes sensations générales. »

Un autre, dont la vie a été une anticipation continuelle d'une *plus grande* souffrance que celle à laquelle il avait été accoutumé, s'exprime ainsi :

26 décembre 1821.

« Je viens de passer le meilleur automne que je me souvienne d'avoir jamais passé; je n'ai eu ni maux de tête, *ni* crampes, ni goutte de quelque durée, excepté peut-être un léger ressentiment une ou deux fois, et cela pas assez pour me faire avoir recours à un plus grand soulier. J'avais coutume de prendre fréquemment du mercure doux et des pilules bleues ; pendant plusieurs mois avant juillet j'en avais pris rarement ; depuis lors pas une fois. Je combine quelquefois la Graine avec un peu de sel ou une couple de petites pilules de la pilule de rhubarbe composée, et lorsque je le fais, j'éprouve ce qu'entend M. Abernety, c'est que cela supplée à la pilule bleue; en effet, il produit une évacuation, sous le rapport de la pureté de la couleur, telle que la pilule bleue n'a jamais opéré en moi, quoiqu'elle eût particulièrement pour objet d'amener ce résultat. Mes pieds, lorsque j'étais levé, étaient ordinairement froids; lorsque j'étais couché, ils étaient si secs et si chauds, que j'étais fréquemment obligé de les mettre hors du lit, pour que la réaction pût me procurer de l'humidité et du sommeil. Maintenant je ne suis pas si glacé lorsque je suis levé, et j'ai presque toujours au lit une légère transpiration aux pieds, surabondance qui n'avait pas souvent lieu avant que je prisse de la Graine de Moutarde. Mon appétit et ma digestion sont bons, et maintenant je m'attends à passer l'hiver et le printemps sans mon attaque ordinaire de goutte. »

Voici ce qu'il écrivait touchant son fils, le 18 février 1826:

« Mon fils a eu un retour de sa toux, qui le tient depuis trois semaines : il y a trois jours que j'ai osé, avec un pouls de cent et une toux fatigante continuelle, lui donner de la Graine de Moutarde, en disant à son médecin ce que j'allais faire, et le priant de rendre sa boisson fébrifuge doucement apéritive. Il a été soumis à ce régime pendant trois jours; son pouls était à 74 ce matin avant de se lever, et pas au-dessus de 76, d'après le récit du docteur, au milieu du dîner, et sa toux est infiniment mieux. »

L'effet produit par la Graine de Moutarde dans ce cas sembla si inexplicable à M. Turnor, à qui on en rendit compte, *prévenu* qu'il était de l'idée que son administration était *inadmissible* dans des circonstances d'irritation générale ou locale, qu'il me pria de lui donner mon opinion par écrit à ce sujet, pour qu'il pût la transmettre au père; c'est ce que je fis par la lettre suivante; et je suis charmé de l'occasion que me fournit l'expression de son vœu, de parler ainsi publiquement sur un objet qui ne peut que réveiller la sollicitude d'un père pour son fils qui se trouverait dans ce cas, et que je voudrais voir appréciée tant par les sceptiques que par les visionnaires, à l'égard de ce qui a été dit et fait par M. Turnor et moi, afin de rendre tout le monde participant d'un remède auquel on doit tant de résultats, et dont on peut encore tant attendre, selon mon opinion.

Mon cher Monsieur,

« La lettre de M......., que vous m'avez lue ce matin, a excité au plus haut point mon intérêt. Ce qu'il dit de l'effet de ses trois jours d'administration de la Graine de Moutarde à son fils justifie de la manière la plus frappante la légitimité du principe que je soutiens avec tant de chaleur, toutes les fois qu'il est question de défendre ce que j'appelle *les premiers* principes de la médecine *scientifique*. Vous m'avez souvent entendu parler de cet état *d'équilibre* que je crois essentiel à la parfaite *santé* du corps, que l'est *l'égalité d'âme* au repos entier de l'esprit. Vous ne vous étonnerez donc pas quand je vous dirai que je comprends à merveille comment il s'est fait que la Graine de Moutarde a produit un effet si inattendu sur les symptômes plus graves de sa maladie, et vous m'entendrez quand je vous dirai que c'est par le *rétablissement de la balance d'action dans le corps* que l'irritation de la poitrine a diminué, que la toux s'est apaisée, et que le pouls a baissé. Il est à la fois beau et triste de tracer l'influence universelle de ce principe sur la grande variété des maux auxquels notre constitution est sujette. Voir *ainsi* avec quelle invariabilité l'engourdissement *d'un seul* organe du corps (soit que cet organe soit la peau, le foie, le canal alimentaire ou tout autre) produit du dérangement dans la balance d'action par tout le corps; et comment les effets produits sur d'autres organes et parties de l'économie animale, résultant de leur association avec cet organe particulier, deviennent à *leur* tour, causes ou réagents, qui refoulent vers leur source une aggravation de ces maux qui en étaient originairement émanés, c'est être *convaincu* que le système nerveux (et le système vasculaire aussi) doit être considéré comme *un grand tout* dont chaque partie a bien sa destination *distincte*, mais ne saurait jamais, dans un état naturel, ni dans des situations morbides, en général, être absolument *indépendante des autres parties* de cette portion mystérieuse de l'édifice animal; et avoir la *certitude* que, pour être médecins, nous devons être *philosophes*, et que pour être de *vrais* philosophes nous devons être *chrétiens*.

» Si vous écrivez à M......., vous ne ferez pas mal, je pense, de le presser vivement de soumettre à une épreuve circonspecte la Graine de Moutarde dans le cas de son fils. Il me reste, comme vous savez, une *forte* impression relativement à son applicabilité au but *important* de resister au progrès de ce cruel ennemi de la santé des Anglais, qui fait si généralement sa première apparition sous la forme peu alarmante d'un simple rhume, assez léger peut-être pour ne pas être jugé digne de quelque attention. Mais, en disant cela, je ne voudrais nullement que vous inférassiez qu'il ne faut pas en même temps que vous lui recommandiez la *sagesse* d'adopter tous les autres moyens que les circonstances *précises* du cas de son fils sembleraient pouvoir indiquer.

» Entre autres moyens, je ne puis m'empêcher de citer une soigneuse précaution contre les changements d'atmosphère : les calmants sur la peau, l'uniformité de vêtements, l'humectation de la surface avec du vinaigre et de l'eau tiède, un exercice bien réglé, l'habitude de se lever et se coucher de bonne heure, observation de la diète et attention à l'état des intestins, repas à des heures fixes, etc. Mais j'abuse de votre temps, et j'empiète sur les attributions de ceux à qui le malade est confié ; j'ajouterai donc seulement que si vous croyez que mon adhésion positive soit nécessaire pour vous autoriser à dire tout cela, vous êtes en pleine liberté d'envoyer ma lettre à M......., dans le cas où vous la jugeriez propre à adoucir l'anxiété d'un père.

» Je suis, mon cher Monsieur,

» *Votre très-humble et dévoué*,

» SIGNÉ : C. T. COOKE. »

A la maison d'Essex, 1826.

A propos de cette partie de ma conviction sur le mérite du remède dont j'ai *tant* parlé, je ne puis m'empêcher de donner plus au long un des nombreux exemples satisfaisants de ses vertus dans cet état particulier du corps que j'ai eu en vu lorsque j'ai parlé de son usage comme *préventif* de la phthisie, parce que je n'ai plus de doute, soit sur la légitimité des conséquences auxquelles je suis arrivé alors silencieusement, ou sur la stabilité des avantages qui ont été recueillis par la personne en question. Elle a, la dernière heure, paru devant moi dans un état qui m'autorise pleinement à assurer qu'elle a été arrachée des bras de *l'impitoyable destructeur :* sa mère parlera pour elle.

28 février 1826.

MON CHER MONSIEUR,

« J'éprouve beaucoup de plaisir à répondre à vos questions sur l'état passé et présent de la santé de ma fille, et pour que vous soyez instruit d'une manière plus particulière, je vous en rendrai un compte aussi exact que je le puis, depuis l'époque à laquelle je vous parlai d'elle la première fois. Ce fût, comme vous pouvez vous en souvenir, l'année dernière, à peu près à cette époque. Elle était alors souffrante de plusieurs symptômes propres à exciter mes alarmes : tout son corps était dans un état de faiblesse qui la rendait incapable d'occupasion corporelle ou mentale ; elle était *constamment* sujette aux rhumes et à la toux accompagné d'une quantité considérable d'expectoration *tous les matins* en se levant, et avec des douleurs si fréquentes à la poitrine, qu'il était nécessaire de lui appliquer souvent un vésicatoire à cet endroit. Je ne puis me rappeler *plus en détail* l'état de son pouls et de sa respiration, sinon qu'ils étaient vifs et précipités ; il en résultait en conséquence une grande irritabilité générale dans tout son corps. Elle éprouvait continuellement aussi des douleurs si aiguës au dos, qu'elle ne se trouvait jamais bien que lorsqu'elle se couchait sur le ventre ; comme vous savez, je craignis d'abord qu'elle ne souffrît de l'épine dorsale. Elle avait également perdu tout appétit. Tout en elle pronostiquait l'existence de cet état du corps que vous considérez, je le sais, comme précurseur seulement de l'apparence de *maladie*. Il est inutile de vous dire à quel point elle se trouva soulagée de beaucoup de ces sensations pénibles, par les moyens qui furent d'abord employés ; c'est plutôt mon devoir, comme mon désir, de vous parler de ce qui s'est opéré en elle par *le remède simple* auquel vous l'avez soumise, aussitôt que vous lui reconnûtes la propriété de réparer cet état du corps. Si j'étais porté à passer rapidement sur mon *présent* exposé, je dirais simplement que dès la première semaine qu'elle a pris de la Graine de Moutarde, elle a fait des progrès continuels vers cet aspect et cette jouissance de *santé parfaite* dont elle est actuellement en possession; mais sachant combien vous y prenez intérêt, je dois rendre ce nouveau témoignage au mérite de la Graine de Moutarde, dans des circonstances où il est question d'une constitution que je puis appeler *délicate*, en ajoutant qu'elle n'a *jamais une seule fois* eu d'autre rhume qu'un bien léger, ni être tourmentée de la toux pendant l'hiver, ni eu aucun retour de douleur à la poitrine ou au dos, que sa force et son appétit sont tout à fait rétablis, et que maintenant son corps ne montre pas le moindre degré de cette irratibilité que j'appris autrefois de vous avec tant de plaisir n'être qu'un symptôme de l'affection contre laquelle elle luttait. Ses intestins sont en bon état; et je ne puis omettre de dire qu'elle a repris (par l'usage de cette Graine, comme je n'en puis douter) cette régularité *d'ordinaires*, dont l'interruption ne pouvait qu'ajouter beaucoup à ses premières souffrances. Je dois terminer ce récit en déclarant que je suis réellement étonné moi-même de l'enveloppe que son corps (récemment presqu'en consomption) a acquise : je crois aussi attribuer ceci aux effets purgatifs, qu'à mon avis, ce remède a produits sur *toute l'économie de son corps.*

» Ce n'est pas à son sujet seulement que je suis à même de rendre témoignage aux effets souverainement bienfaisants de ce précieux remède ; j'ai une autre fille et un fils qui en ont ainsi que moi éprouvé les plus grands services. Je ne puis m'empêcher d'abuser encore un peu de votre temps pour vous dire seulement quelques mots relativement à mon petit garçon, qui avait depuis longtemps été le sujet de mes inquiétudes, en raison de fréquentes attaques de maux de tête et de vertiges, provenant, comme j'ai tout lieu de le croire, d'une chute qu'il a faite il y a quelques années. Le retour de ces attaques avait fini par devenir plus fréquent et par paralyser évidemment son attention pour ses études ordinaires, et affecter visiblement sa santé générale. Comme vous m'aviez dit que vous ne doutiez pas qu'il ne se trouvât bien de la Graine de Moutarde, je le soumis aussitôt à ce régime il y a environ trois mois, et depuis lors jusqu'à présent, il n'a pas eu le plus léger retour de ses attaques désagréables; et il m'assurait l'autre jour, en me quittant pour retourner au collége, qu'il trouvait que cette Graine lui faisait trop de bien pour négliger un seul jour d'en prendre. Vous voyez donc que j'ai *pleinement* raison de parler avec *admiration* (et ma conscience m'en fait une loi) du mérite et des *bienfaisants effets* de ce remède *béni*, comme je vous ai souvent entendu l'appeler.

» Je suis, mon cher Monsieur,

» Votre, etc. »

Un quatrième s'exprime ainsi sur la vertu du remède judicieusement administré. Sa lettre est aussi datée du 26 décembre :

« Lorsque nous nous séparâmes, vous fixâtes à mars l'époque où je devais vous écrire; ainsi le temps fera voir de quels progrès je dois vous rendre compte. Il n'est guère possible d'être plus exempt de souffrance que je le suis maintenant. Je puis être plus fort, et j'espère l'être, et mon espoir est fondé sur ce que j'ai éprouvé depuis que j'ai pris journellement le remède simple que vous m'avez recommandé, et auquel je ne puis qu'attribuer en grande partie ce résultat. J'apprends cependant que des personnes qui ont fait l'épreuve complète des eaux de Cheltenham, comme j'ai fait cet automne, s'en sont constamment bien trouvées longtemps après avoir discontinué les eaux, et je suis porté à bénir les deux ponts qui m'ont conduit sain et sauf. J'espère les fréquenter une fois par an, mais je ne pourrai jamais cesser de prendre de la Graine de Moutarde qu'avec ma vie. Je n'ai jamais pris de médecine depuis que j'ai quitté Cheltenham, ni été un seul jour sans jouir du plus parfait état que je puisse concevoir des fonctions naturelles, et je n'ai cessé d'éprouver d'une manière sensible un surcroît de forces. La situation a beaucoup attiré les regards, chacun me disant, presque tous les jours, que ma mine répond entièrement aux effets que j'éprouve. »

Voici ce que marque un cinquième, dans deux lettres datées du 10 novembre et du 4 décembre 1825 :

« Je vous ai promis de prendre deux cuillers à café de Graine de Moutarde trois fois au lieu de deux fois par jour : c'est ce que j'ai fait pendant un mois; la seconde dose journalière en premier lieu après dîner; mais trouvant qu'elle produisait de l'inconvénient pendant la digestion, je la pris une heure avant dîner; et d'abord après, voyant que la quantité ajoutée était plus que suffisante pour remplir mon but, je revins à ma dose du matin et du soir de deux cuillers à café chaque fois; et maintenant je trouve nécessaire d'y persister seulement : ce que je fais avec une régularité parfaite. Elle remplit chez moi tous les besoins de ma constitution, produisant ses effets sans occasionner le moindre malaise dans les intestins, ni ces soulèvements de cœur ou dérangements dans l'estomac, que j'ai sans cesse éprouvés jusqu'ici de chacun des innombrables remèdes que j'ai essayés, dans la vue d'obtenir ce qui a *toujours* été (je parle de cinquante ans au moins) le grand objet de mes vœux. Je puis donc dire avec vérité que j'ai obtenu de la Graine de Moutarde tout ce que je pouvais en attendre et en désirer, et que je continuerai à profiter de ses nombreux et grands avantages.

» Je l'ai, en conséquence, recommandée aux autres plus fréquemment que je n'avais d'abord coutume, et je n'ai point eu lieu de m'en repentir; si elle a manqué de produire tous les effets qui se sont réalisés d'une manière si précoce dans quelques occasions, elle n'a au moins jamais fait de mal. Le récit de mon fils sur l'avantage qu'il en a recueilli a toujours été très flatteur, et il continue à avoir la plus haute opinion de son excellence. »

J'ai reçu de la première personne ci-dessus mentionnée, avec l'autorisation d'en faire l'usage que je trouverais à propos, le témoignage flatteur qu'on va lire de la bonté de ce *remède*, pour sa maladie chronique :

26 février 1826.

« Il y a maintenant un mois que j'ai commencé l'usage de la Graine de Moutarde, et quoique je me sente incapable de décrire avec quelque précision les effets particuliers qu'elle a produits sur ma constitution, *je sens parfaitement* que mes sensations tant corporelles que morales y ont *gagné ;* que *toute l'économie de mon corps* s'est améliorée, tellement que j'éprouve un besoin irrésistible de persévérer dans son usage, et je suis toujours impatient de voir arriver le moment de prendre chaque dose, tant j'en éprouve l'effet agréable aussitôt après. »

La seconde s'exprime en ces termes :

26 février 1826.

« Mon garçon prend maintenant de la Graine de Moutarde une fois par jour, comme préservatif du rhume ; il négligea sa dose hier après dîner, et je la lui fis prendre hier au soir en se couchant. Son pouls n'était qu'à 68 ce matin avant de se lever : la Graine ne l'échauffe pas, crainte que semblent avoir tant de personnes. Cet effet n'a lieu, je pense, que dans les cas où elle resserre le corps ; lorsqu'elle tient les intestins ouverts, certainement elle rafraîchit. Je n'ai pas la moindre objection à faire à ce que nos circonstances soient citées, à l'exception de notre nom ; et vous pouvez ajouter, si vous voulez, que j'ai acquis de l'embonpoint sous le régime de la Graine de Moutarde. »

La quatrième m'a écrit ainsi :

25 février 1826.

« Je continue à me conformer à vos bons avis ; et madame... ainsi que moi, nous avons obtenu de grands succès de votre remède, exempts (pour la première fois de notre vie, à ce que nous croyons) de rhumes d'hiver. Ce résultat est un point de fait, nous sommes portés à en faire honneur à la Graine de Moutarde, et probablement votre suffrage se réunira-t-il au nôtre sans peine. »

La cinquième personne, médecin d'un rare mérite, s'exprime comme il suit :

25 février 1825.

« Je suis à même de vous confirmer, jusqu'à ce jour, toutes les circonstances du récit qui vous a été fait quelquefois des effets de la graine de Moutarde à mon égard, et d'ajouter, comme circonstance très-importante, que dans ma soixante-dix-neuvième année j'ai passé l'hiver beaucoup plus exempt d'indispositions catharrales que je me souviens avoir fait depuis plus de vingt ans.

» Comme je vois que les détails ne sont pas épargnés dans les extraits des lettres que je vous ai envoyées, je ne puis voir avec regret que la vérité soit livrée à l'impression ; au contraire, j'ai l'espoir qu'il n'en pourra que résulter un avantage plus général.

» Entre autres cas que vous m'avez transmis pour en prendre lecture, il en est un où l'on parle des effets échauffants de la Graine de Moutarde, et la même observation m'a été souvent faite à moi-même. Je regarde cette idée comme bizarre, et jamais je ne manque de la combattre.

Un autre docteur de mes amis m'écrit ainsi :

31 mars 1831.

« J'ai visité ce matin un homme très-âgé, qui est affligé depuis plusieurs années de l'asthme et d'affections inflammatoires réitérées de la poitrine. Je lui ai conseillé, *il y a un mois*, de prendre plein une cuiller à soupe de Graine de Moutarde tous les matins une heure avant le déjeûner ; il a continué cette ordonnance *pendant tout ce temps-là*. Il ne peut maintenant être en meilleure santé à son âge. Avant de le quitter, je lui ai demandé comment il prenait la Graine de Moutarde, il me dit que c'était dans des *pommes cuites*, et qu'elle produisait les effets les plus salutaires sur son estomac et ses intestins, qui jusqu'ici avaient toujours été constipés. Avant cette époque, il était dans la constante habitude de prendre des expectorants, des apéritifs, etc., et maintenant il ne prend aucune espèce de médecine. »

Je dois les détails suivants à M. Turnor, et ce document est précieux, non-seulement parce qu'il fournit une preuve frappante du mérite de la Graine de Moutarde, tant comme *remède absolument dit* que comme un moyen de rétablir les forces, mais parce que la personne à qui il est dû a résisté pendant longtemps à toutes les instances qu'on lui faisait pour l'engager à profiter de ses bons effets dans son cas plus que déplorable.

7 avril 1826.

« Des sentiments de reconnaissance auraient dû me faire prendre la plume plus tôt ; peut-être ne serez-vous pas disposé à m'en supposer ; mais les individus, aussi bien que le public en général, sont très-redevables à vos efforts pour faire connaître l'efficacité *merveilleuse* de la Graine de Moutarde. Quant à moi, je puis dire seulement qu'après de cruelles maladies réitérées, qui ont produit une extrême faiblesse et beaucoup d'irritabilité dans les nerfs, ce qui en mettant ma vie en problème, la rendait en même temps plus désirable, j'eus recours, *à la fin*, à la Graine de Moutarde, et maintenant il ne me faut pas autre chose. La dernière addition à votre traité convaincra, j'espère, d'autres incrédules, que les maladies ont plus souvent qu'on ne croit leur source dans l'estomac et ses dépendances, et que la Graine de Moutarde est un des remèdes les plus étonnants pour régler tout le passage de la gorge à l'extrémité du corps.

» Mon estomac ne pouvait guère supporter que du

coulis de gruau, et j'étais réduit à la dernière extrémité, mais je puis prendre maintenant de la nourriture tout comme un autre, et fréquemment du vin; et je désire proportionner ma reconnaissance au bien que j'en ai recueilli.

13 Avril 1826.

» J'ai promis de vous écrire, et je serais indigne des attentions que vous avez eues pour moi à Cheltenham, et peu reconnaissant du bien que j'ai éprouvé en suivant vos avis, si j'oubliais un moment mon engagement : je n'ai attendu que pour vous rendre un compte plus satisfaisant des résultats de votre recommandation.

» Lorsque j'eus le plaisir de vous voir, je vous appris dans quel état de santé j'avais été pendant les six ou sept dernières années; et que quoique je me portasse *comparativement* bien, je souffrais quelquefois beaucoup de la paresse de mon estomac et de mes intestins. Pendant mon séjour à Cheltenham, mes évacuations ne furent pas plus fréquentes que de deux jours l'un, et toujours exiguës, dures et d'une mauvaise couleur. Vos observations me convainquirent que la Graine de Moutarde me ferait du bien, et je me confirmai complètement dans cette opinion par la lecture de la brochure de M. Cooke lorsque j'y fis mon voyage. Je me mis, par conséquent, à en prendre le soir même de mon retour chez moi, samedi, le 1er du courant, et depuis lors j'en ai pris, trois fois par jour, deux grandes cuillers à café chaque fois, par intervalles de six heures. L'effet en a presque été miraculeux. Depuis cette époque, j'ai eu chaque jour une évacuation régulière; mon appétit a toujours été bon, mon sommeil paisible, et non-seulement mes facultés corporelles, mais encore mes facultés mentales se sont sensiblement fortifiées. Enfin, je n'ai éprouvé aucune sensation désagréable pendant l'intervalle. Dois-je ajouter combien je vous suis redevable pour ce précieux changement dans mon corps?

» Je ne manquerai pas, je ne *puis* manquer de m'unir à vos souhaits bienveillants, en faisant tous mes efforts pour faire participer les autres à cette amélioration de santé et de bien-être dont je suis en possession maintenant et que toute personne, je n'en doute pas, peut acquérir comme moi, en adoptant vos avis. »

Mais ce témoignage ne s'arrête point ici. J'ai depuis reçu moi-même une lettre de l'auteur de la précédente.

20 avril 1826.

« Je suis charmé d'apprendre par M. Turnor que vous êtes sur le point de publier une nouvelle édition de vos *Observations* sur l'efficacité de la Graine de Moutarde blanche dans les affections de poitrine, du foie, etc., etc. Ce livre a été beaucoup lu ici et dans le voisinage; aussi beaucoup de personnes se sont-elles décidées à prendre de cette Graine d'après vos indications, et je n'ai pas ouï parler d'un *seul* cas dans lequel cette expérience faite convenablement n'ait complètement réussi.

» M. Turnor vous a déjà rendu compte de mes circonstances, et des effets que j'ai éprouvés en prenant de cette Graine depuis le 1er du courant. Je n'ai pas la moindre objection à ce que vous donniez de la publicité à la lettre que je lui ai écrite, en supprimant seulement mon nom et le lieu de ma demeure. J'ajouterai seulement à ce que j'ai déjà marqué dans la susdite lettre, que je continue à prendre de cette Graine, et qu'elle a fait de moi un *nouvel* homme. Mon corps est dans un état régulier de santé; mon appétit et ma digestion sont excellents; mon sommeil calme et rafraîchissant, et toutes les facultés de mon âme, aussi bien que celles du corps, rétablies et renouvelées.

» Entrer dans les détails qui me concernent moi-même dans toute l'étendue que l'on a paru désirer, serait raconter une *série* de maux dont l'énumération serait aussi ennuyeuse qu'elle *intéresserait peu* la plupart de ceux à qui ce long exposé pourra parvenir. Peu de mots suffiront pour que l'on ait une ample connaissance de mon histoire. Dans tout le cours de ma vie, je n'ai su ce que c'était que d'avoir des intestins fonctionnant une seule fois sans le secours de la médecine, ou d'être exempt, pendant plusieurs heures, de tous les désagréments de l'infirmité et des remèdes qu'elle exige, que lorsque j'ai pris de la Graine de Moutarde. Je n'avais même jamais pu apprécier jusqu'à ce jour ce qu'il y a dans la vie qui mérite qu'on s'y attache, ou, en d'autres termes *plus convenables*, je ne savais pas ce que c'etait que *désirer de vivre;* et tout cela tandis que j'exerçais les fonctions d'un état aussi délicat que difficile, d'un état plein d'attraits pour moi, et que j'étais *obligé de prendre* l'apparence de la santé et d'une situation exempte de toute gêne. »

La petite dont j'ai parlé à la note de la page 28 se porte parfaitement bien : il n'y a pas eu d'effusion subséquente dans la cavité abdominale. Son appétit et sa chair sont revenus. Sa nourriture se digère très-bien, et ses évacuations se font avec régularité. Elle prend toujours sa quantité ordinaire de Graine de Moutarde.

FAITS

Extrait des Débats du 8 Février 1828.

Depuis quelques temps, l'usage de la Graine de Moutarde blanche est en vogue. M. Cooke, chirurgien anglais, en a préconisé les avantages pour la guérison de plusieurs maladies. Depuis, une foule de personnes l'ont employée avec un tel succès que l'apologie de la Graine de Moutarde retentit chaque jour dans les journaux, tribut de la reconnaissance et de la philanthropie.

Voici ce que M. le baron Girardot, docteur en médecine, célèbre praticien à Varsovie, raconte à cet égard. Doué d'une forte constitution, d'un tempérament biliosanguin, de petite stature, il avait éprouvé un ictère dans dans sa jeunesse; il s'en suivit une grande irrégularité dans les fonctions digestives, de plus, il avait périodiquement un flux hémorrhoïdal très-abondant. Il suivit sa carrière aux armées avec une grande activité jusqu'au 7 mars 1814 qu'il perdit la cuisse d'un coup de feu.

Forcé depuis cet accident de mener une vie sédentaire, les fonctions de la digestion ne se firent plus qu'avec une lenteur fatigante; il éprouvait des aigreurs, des renvois, des flatuosités après chaque repas léger et choisi. De violentes coliques l'obligeaient à recourir aux carminatifs usités dans ce genre d'affection; il avait aussi des éblouissements, des douleurs à la base du crâne, dans les reins, et l'urine n'était rendue qu'avec difficulté et douleur, quoiqu'il se fût astreint à une grande sobriété pendant le cours de cette pénible existence. Il mit à contribution tout ce que l'art lui avait appris pour se soulager; ce fut inutilement.

Aujourd'hui, il y a un mois, dit-il, qu'il prend régulièrement trois fois par jour une cuillerée à bouche de Graine de Moutarde blanche dans un pot d'eau commune, et depuis ce moment, les fonctions digestives se font on ne peut mieux, l'appétit est excellent, les garderobes faciles, et le sommeil très-bon. Il prend, sans éprouver la moindre incommodité, même le soir, des aliments qu'il ne pouvait digérer autrefois sans malaise et insomnie; enfin, il jouit d'une santé parfaite.

S'inquiétant peu des systèmes en médecine, que sa longue expérience l'a mis à même d'apprécier, en médecin cosmopolite, il vaut mieux, à mon avis, vivre et se bien porter en dépit des règles de l'art, que de mourir après les avoir suivies. En médecin philanthrope et éclairé, il a publié cette observation qui lui est propre comme un tribut de sa reconnaissance et dans l'espoir d'être utile à l'humanité.

Extrait de la Gazette de Santé du 25 janvier 1827.

Nous connaissons un homme respectable qui s'est guéri avec la Graine de Moutarde blanche, d'un état maladif qui durait depuis des années. Il est possible, ajoute le médecin, rédacteur de cet article, que l'action stimulante de ces graines, longtemps répétée sur les organes gastriques, affaiblis ou tombés dans l'inertie, leur communique un certain degré d'activité, ou leur rende même l'énergie qu'ils avaient perdue.

Extrait d'une lettre écrite par M. Chamouleau, *membre de l'Athénée royal, et insérée dans le journal de Dunkerque, du 15 mars 1827.*

Une guérison presque miraculeuse s'est opérée chez moi, par l'usage de la Graine de Moutarde blanche; j'étais oppressé, et ne pouvais qu'avec peine respirer, marcher, manger, dormir; j'étais constipé, tourmenté par une toux accablante. Le sang se portait à la tête. J'ai pris de la Graine de Moutarde blanche, et je jouis de la santé la plus brillante. J'ai cru utile de publier ce fait, afin d'appeler la confiance du public sur ce remède précieux.

M. Didier annonce qu'il a tenu note pendant vingt trois ans des effets produits par cette Graine, et qu'il offre de donner les noms et demeures d'un grand nombre de personnes guéries de presque toutes les maladies qui sont mentionnées dans cet ouvrage.

Il a été remarqué fréquemment que les personnes auxquelles on avait tiré beaucoup de sang étaient plus longtemps que les autres à éprouver les bons effets de la Graine de Moutarde blanche. Cette remarque a engagé à reproduire ici ce que Gallien dit dans ses ouvrages au sujet de la saignée en général, et d'y ajouter quelques faits qui prémuniront le lecteur contre le système meurtrier de l'extraction du sang.

Gallien, en adoptant les principes d'Hyppocrate sur l'anatomie et sur la description des maladies, fut révolté de l'extraction du sang, et posa, comme base fondamentale de la médecine qu'étant le principe nécessaire de la force et de la vie, il fallait le conserver avec soin, et que les humeurs viciées étant les seules vraies causes des maladies, il fallait les expulser par la purgation.

FAITS CITÉS PAR LE DOCTEUR DE MALLON,

dans son ouvrage intitulé

Le Conservateur du sang humain, ou la saignée démontrée toujours pernicieuse et souvent mortelle.

Un jeune homme de dix-huit ans prend un bain froid ayant bien chaud ; un mal de tête violent se déclare, son médecin arrive et ordonne la saignée au bras droit ; pendant l'opération la vue se trouble, il perd totalement l'usage d'un œil. Quelques heures après, le médecin arriva de nouveau, et ordonna la saignée du bras gauche, croyant remédier à ce malheur. Pendant cette funeste opération le malade perdit l'usage de l'autre œil et devint totalement aveugle.

Une femme est saignée le soir à sept heures ; elle soupe à neuf, se couche et s'endort. Le lendemain à huit heures du matin, elle prend le plus beau jour pour la nuit la plus sombre. Cette cruelle saignée de la veille lui a coûté la vue.

M. Oranger, négociant, rue aux Ours, à Paris, est atteint d'une fièvre violente ; il est saigné le soir à nuit close, le lendemain, il reconnaît le malheur que lui a causé cette saignée, il était aveugle et l'est depuis quinze ans. Ces exemples et quantité d'autres que l'on pourrait citer, dit le docteur de Mallon, prouvent que la saignée épaissit les humeurs, et qu'il en résulte mille maux.

Je suis loin d ecroire, dit encore le docteur de Mallon, que la saignée soit indispensable dans l'apoplexie, et je vais citer un exemple qui le prouve.

Un homme de cinquante-cinq ans, fort, replet, tombe un jour à mes pieds en apoplexie, je fis remplir aussitôt à moitié une cuiller de sel bien égrugé que je délayai dans la même cuiller avec de l'urine ; je fis mettre ce mélange dans la bouche du malade, et je le secouai bien fort, il dégorgea quantité de glaires, je fis faire un lavement avec l'infusion de demi gros de tabac en feuilles dans un nouet de linge sur trois demi-setiers d'eau réduit à demi-setier; demi-heure après, mon malade eut deux évacuations qui le tirèrent d'affaire, et je n'ai pas ouï dire depuis qu'il fût retombé.

FAITS NOUVEAUX.

Une personne, dont l'adresse est offerte, a fait la déclaration suivante :

« J'étais, par suite d'un état maladif ancien, extrêmement maigre et toujours souffrant. Je me suis mis à l'usage de la Graine de Moutarde : cette graine agissant faiblement sur moi, j'eus recours à un autre remède simple pour aider les effets de celui-ci, j'éprouvai dès-lors une amélioration sensible. Mes souffrances diminuèrent peu à peu ; mon embonpoint revint, et maintenant je me porte à merveille. Cet autre remède, ajoute cette personne, était simplement un sou de séné bouilli dans un sou de pruneaux ; je mangeais les pruneaux et je buvais le jus. On a donné connaissance de ce fait à un grand nombre de personnes qui ont employé le même moyen pour combattre diverses affections, et toutes en ont obtenu les plus heureux résultats. »

On offre la liste de 380 médecins de Paris qui prescrivent la Graine de Moutarde blanche, ou qui en font usage eux-mêmes dans des cas très-variés : cette liste s'est accrue de 52 dans un mois.

Nouveaux faits relatifs à la Graine de Moutarde blanche.

M. le baron de Lahaye, officier de la Légion-d'honneur, rue du Bac, 13, a déclaré ce qui suit :

J'étais affecté, depuis deux ans, d'une gastrite bien caractérisée ; j'avais suivi ponctuellement les divers traitements qui m'avaient été conseillés par les premiers médecins de France, et ces traitements ne m'avaient procuré aucun soulagement. J'ai fait usage pendant deux mois consécutifs de la Graine de Moutarde blanche à très-fortes doses, et je jouis maintenant d'une santé parfaite : je fais cette déclaration sur l'honneur, et je la publie en vue d'être utile à mes semblables.

M. Odonneau, officier de gendarmerie, cloître Notre-Dame, 20.

J'avais depuis longtemps des douleurs rhumatismales et des coliques nerveuses qui me faisaient horriblement souffrir. Tout ce que je faisais pour combattre ces maux cruels était inutile. Je me suis mis à l'usage de la Graine de Moutarde blanche, et, dès les premiers jours, j'ai obtenu du soulagement. J'ai continué ce simple remède pendant trois mois, et me suis ainsi très-bien guéri.

M. Lafont de Ladébat, ancien député, rue Godot-Mauroy, 19, est venu un jour chez M. Didier, éditeur de l'ouvrage relatif à cette Graine, et lui a dit :

« Monsieur, votre Graine m'a guéri d'une inflammation d'intestins qui avait résisté longtemps à tous les traitements que les meilleurs médecins de Paris m'avaient prescrits. J'ai fait usage pendant deux mois de Graine de Moutarde blanche, et je jouis maintenant d'une santé parfaite. Je vous donne connaissance de ce fait avec empressement, et je vous autorise à le publier. »

Fait rapporté par M. le secrétaire du sous-préfet de Vouziers (Ardennes).

Un député, dont M. Didier donne le nom, demande un congé pour cause de maladie et part pour son pays.

Il emporte six livres de Graine de Moutarde blanche pour une femme de confiance âgée, qui était affectée d'un catharre ; chemin faisant il fit cette réflexion : mais on dit tant de bien partout de cette Graine, il faut que j'en essaye, il en prend aussitôt et en continue l'usage pendant deux jours, après lesquels il se trouva si bien qu'il rétrograda et vint reprendre sa place à la Chambre ; il envoya le reste de la Graine à sa femme de confiance, certain qu'il était d'en trouver d'autre à Paris : il a été dit depuis que cette femme de confiance s'était guérie de son catarrhe.

On trouve dans un ouvrage intitulé : *Annales des propriétés curatives de la Graine de Moutarde blanche*, des faits nombreux relatifs à l'efficacité miraculeuse de cette Graine dans une foule de cas. Cet ouvrage qui forme six cahiers a été publié en 1829 et 1830, par une société de philanthropes. Ces publications ont cessé à la mort de l'un des membres de cette société.

Lettre de M. Audiger, greffier de la justice de paix de Preuilly (Indre-et-Loire).

Je viens de me convaincre complètement des propriétés curatives de la Graine de Moutarde blanche. Je me plaignais depuis plusieurs années de maux de tête, de digestions pénibles, de flatuosités, d[illegible]appétit, d'insomnie, etc., eh bien ! l'usage continué pendant cinq semaines seulement de la Graine de Moutarde blanche, à raison d'une cuillerée et demie à café par jour, a restitué à mon estomac le ton qu'il avait perdu et m'a débarrassé parfaitement de toutes mes incommodités.

J'ai l'honneur, etc.,

Signé AUDIGER.

Lettre de M. AILLOT, *directeur des postes à Etreux (Aisne).*

J'avais l'estomac affaibli, j'étais tourmenté par des douleurs nerveuses qui se portaient souvent à l'estomac; dans les variations atmosphériques, j'éprouvais des lassitudes, ma vue était affaiblie, je ne pouvais lire sans lunettes, je devenais sourd, mes pieds étaient brûlants surtout la nuit, ils étaient toujours en sueur, j'avais des vents dans l'estomac, j'étais très-incommodé par une grande quantité de petits vers. Non-seulement ces maux ont disparu, mais une chose que l'on aura de la peine à croire, c'est que mes cheveux tombaient tous et que la chute en est entièrement arrêtée. Honneur, mille fois honneur aux amis de l'humanité qui ont découvert les propriétés miraculeuses de cette Graine, et à ceux qui les publient!

Vous pouvez compter, Monsieur, sur l'exactitude de ce que j'avance, comme sur la reconnaissance sans bornes de votre dévoué serviteur.

Signé : AILLOT.

Maux de tête, Migraines, Rhumes fréquents et Rhumatismes.

M. Didier offre de faire connaître un très-grand nombre de faits qui prouvent la vertu de cette Graine contre les maux de tête opiniâtres, les migraines, les rhumes fréquents et les rhumatismes, ainsi que dans une infinité d'autres affections.

FAIT.

Extinction de voix.

M. Delamothe, chantre à Saint-Eustache, demeurant rue Marie-Stuart, 20, avait une extinction de voix qui l'empêchait de chanter et même de parler ; la Graine de Moutarde blanche lui a rendu la voix, il en prend depuis dix-huit mois, persuadé qu'elle la lui rend plus belle.

Mademoiselle Marthe Grivand, de Luisery, prè Toureu, écrit qu'elle a un soupçon qu'elle favorise l'étendue de la voix.

NOTE.

Un acteur et une actrice, dont nous ne sommes pas autorisé à désigner les noms, en ont pris, l'un pour le cas précédent, l'autre pour une maladie qui lui avait presque fait perdre la mémoire, ce qui l'empêchait conséquemment d'apprendre ses rôles, et tous deux se sont parfaitement guéris.

Dissenterie, Constipation.

M. Flamand, rue du faubourg Saint-Denis, 32.

Le mari et la femme se présentent un jour au magasin de la Graine de Moutarde blanche que tient M. Didier ; le mari dit qu'il a depuis longtemps une constipation extraordinaire, il demande si la Graine de Moutarde blanche pourrait lui être favorable, il lui est répondu qu'elle le guérira parfaitement ; la femme dit qu'elle a une dyssenterie contre laquelle tous les moyens ont été employés sans le moindre succès et loin de demander si la Graine de Moutarde blanche lui serait favorable, elle dit au contraire qu'elle doit lui être bien contraire. On lui fait observer que la dyssenterie provient d'un grand échauffement, de même que la constipation. Ils demandent à prendre tous deux de la Graine de Moutarde blanche; peu de jours après ils vinrent annoncer que la dyssenterie avait tout à fait cessé, et que la constipation cessait aussi pendant l'usage de la Graine de Moutarde blanche, mais qu'elle revenait en cessant d'en prendre; il fut recommandé de continuer, et la guérison radicale fut le résultat de la mise à exécution de ce conseil.

Lettre écrite par M. Didier à M. le ministre de la guerre pour l'inviter à faire essayer la Graine de Moutarde blanche sur nos troupes d'Afrique, affectées de la dyssenterie. Offre de fournir gratis la graine nécessaire à ce sujet. Réponse de M. le ministre, portant que le conseil de santé consulté à ce sujet a déclaré que toute les mesures étaient prises pour assurer la santé du soldat; l'affaire en est restée là.

Autre lettre de M. Didier à M. le ministre de l'intérieur tendant à faire essayer cette graine dans les hopitaux; réponse.

Monsieur, j'ai reçu la demande que vous m'avez adressée afin d'obtenir que la Graine de Moutarde blanche dont le docteur anglais Cooke vante l'efficacité contre différentes maladies, fût soumise dans les hôpitaux à des expériences ayant pour objet de constater la vérité de cette assertion, afin de propager ensuite, s'il y a lieu, la connaissance de ce spécifique.

J'ai transmis à l'Académie royale de médecine l'exemplaire que vous m'avez envoyé de l'ouvrage publié par M. le docteur Cooke relativement aux propriétés curatives qu'il a reconnues dans ladite graine, et j'ai consulté en même temps cette compagnie sur la question de savoir si, dans l'intérêt de la santé publique, votre demande est susceptible d'être accueillie; aussitôt que l'Académie m'aura fait connaître son opinion à cet égard, j'examinerai si je dois charger M. le préfet de la Seine d'inviter l'administration des hospices à procurer à qui de droit les moyens d'expérimenter sur ce remède que vous proposez.

Dans tous les cas, vous serez ultérieurement informé de ce qui pourra être arrêté à ce sujet.

J'ai l'honneur, etc. Pour le ministre.

Signé : Ed. BLANC, secrétaire.

Malgré d'autres démarches faites à la suite de sa lettre, M. Didier n'a pu atteindre son but.

FAIT. — *Fièvre.* — Un jeune homme de 20 ans, attaché à la maison de M. de Tocqueville, rue Saint-Dominique, nº 177, avait les fièvres depuis neuf mois ; il avait employé beaucoup de remèdes sans pouvoir s'en débarrasser. Il prit un jour du sulfate de quinine qui la lui coupa : 48 heures après elle revint. Il reprit du sulfate de quinine qui produisit le même effet ; enfin, il se mit à l'usage de la Graine de Moutarde blanche qui la lui a fait disparaître tout à fait, et il se porte très-bien depuis.

Je suis convaincu, dit le docteur Cooke de Cheltenham, que l'introduction de l'usage de cette Graine dans l'armée de terre et de mer serait un préservatif excellent contre les fièvres en général et un remède aussi efficace pour nos soldats et nos matelots, quelles que soient les circonstances où ils se trouveraient, qu'il le serait contre les maux plus limités dont j'ai parlé.

FAIT. — *Douleurs.* — M. Depeyrot, rue Saint-Nicolas, nº 10, faubourg Saint-Antoine, a déclaré qu'une ancienne religieuse avait guéri avec la Graine de Moutarde blanche un vieillard de soixante-dix ans, d'une paralysie complète. Il y avait deux ans qu'il ne quittait plus le lit ; au bout de six mois d'usage de cette graine, il fut capable de se lever et de marcher avec un bâton ; au bout d'un an, il était parfaitement guéri : c'est d'après cette cure presqu'incroyable que M. Depeyrot s'est décidé à en faire usage. Il y avait six mois qu'il éprouvait des douleurs dans les reins, dans les cuisses et ensuite par tout le corps ; il lui était impossible de rester dix minutes assis. Il avait employé toutes sortes de remèdes sans éprouver de soulagement : les médecins ne savaient plus ce qu'ils devaient lui prescrire. Il a fait usage de cette Graine, à trois cuillerées à bouche par jour, en trois fois; au bout de huit jours, il sentit du soulagement, et au bout de trois il était parfaitement guéri. Son médecin lui a dit que ce remède l'avait sauvé d'une paralysie complète.

Fait. — *Échauffement, constipation.* — M. Pierquin, chanoine respectable, de Saint-Denis, près de Paris, était très échauffé et constipé, ce qui le rendait lourd et mal portant; il a pris de la Graine de Moutarde blanche, et au bout d'un mois il s'est trouvé débarrassé de sa constipation, il est maintenant plus léger, plus dispos, nullement échauffé et se porte beaucoup mieux, il prend encore de la graine, mais par précaution seulement, il en conseille l'usage à ses amis, et va en faire prendre à Mlle sa nièce.

Fait. — *Maladies dites retour d'âges, étourdissements.* — Mme de Saint-Martin, rue Saint-Christophe, au coin de la rue du Marché-Palu, était, à l'âge de cinquante ans, réduite à un état digne de pitié. Son médecin soutenait qu'elle avait un polype à la matrice et qu'il fallait l'opérer. Elle s'y était décidée, préférant succomber plutôt que de continuer à supporter les douleurs cruelles qu'elle éprouvait. La veille du jour arrêté pour cette opération, elle entendit raconter les effets merveilleux produits par la Graine de Moutarde blanche, et elle en commença l'usage à l'instant même. Peu de jours après elle éprouva du soulagement, l'opération n'eut pas lieu, elle continua le traitement qu'elle avait adopté, et chaque jour elle allait de mieux en mieux. Au bout de cinq mois de persévérance, elle se trouva si bien, qu'elle cessa l'usage de la Graine, malgré les conseils de ses amis qui voulaient qu'elle continuât encore.

Deux mois après, elle eut une rechute dont elle fut très-affectée. Elle recommença le traitement, et quatre mois d'une nouvelle persévérance ont suffi pour la guérir parfaitement ; elle se porte très-bien aujourd'hui, après en avoir cessé l'usage depuis plus de six mois.

Son mari, frappé de ces résultats, a fait usage de cette Graine, pour se guérir d'étourdissements qu'il éprouvait, et qu'il attribuait à une affluence du sang qui se portait à la tête, a qui lui fesait craindre une attaque d'apoplexie. Tous les symptômes effrayants ont disparu, il n'éprouve aujourd'hui aucun malaise, et se porte bien.

FAIT. — *Catharre de la vessie.* — M. Ginette père, Marché-Neuf, maison du teinturier, avait un catharre à la vessie dont il s'est très-bien guéri par l'usage de la Graine de Moutarde blanche : il a 78 ans.

NOTE. — Une autre personne va en faire usage pour la même affection. On fera connaître les résultats obtenus.

FAIT. — *Rétention d'urine.* — M. Pierre-Michel Beaussé, de Montreuil, près de Paris, avait une rétention d'urine depuis 14 ans, et une paralysie de la vessie, il ne pouvait uriner qu'avec le secours de la sonde élastique, et en souffrant beaucoup; le premier jour qu'il a pris de la Graine de Moutarde blanche, il a uriné facilement sans sonde et sans souffances. Il a continué et s'est parfaitement guéri.

FAIT. — *Maux de reins, d'estomac et de tête, lassitudes, toux continue, étouffements, constipation.* — M. Peyrot, rue Guénégaud, n° 5, avait des maux de reins, d'estomac et de tête, il éprouvait souvent des lassitudes et toussait presque continuellement, il était constipé et avait des étouffements, deux mois d'usage de la Graine de Moutarde blanche ont tout fait disparaître, excepté de légers maux de tête qui se font encore sentir, mais à de longs intervalles : il espère s'en débarrasser tout à fait.

Son épouse avait aussi des maux de tête et de reins dont elle s'est guérie en deux mois par l'usage de cette graine.

FAIT. — *Rhume de poitrine ancien.* — M. de Saint-Justin, rue de Vaugirard, n° 40, avait depuis deux ans un rhume de poitrine qui le faisait beaucoup souffrir; il s'est mis à l'usage de la Graine de Moutarde blanche; et en a pris pendant trois mois, ce qui l'a très-bien guéri; après deux mois il a eu une expectoration très-abondante, et c'est à dater de ce moment qu'il a éprouvé du soulagement. Il n'expectorait pas du tout auparavant.

FAIT. — *Éruption à la peau, fleurs blanches.* — M. Mézière, commis dans l'atelier de filature de MM. Pieth frères, avenue Parmentier, avait le corps tout couvert de croûtes; il avait pris, sans succès, des bains sulfureux, et beaucoup de médicaments, la seule Graine de Moutarde blanche l'a guéri.

Son épouse avait depuis dix-huit mois un écoulement d'humeurs, dites flueurs blanches, trois livres de Graine de Moutarde blanche l'ont guérie.

FAIT. — *Suffocation, étouffements, sang se portant à la tête, surdité.* — M. Hugonnet, rue Neuve Notre-Dame, n° 17, avait souvent des étouffements à suffoquer, le sang se portait à la tête, il n'entendait pas d'une oreille. Il s'est mis à l'usage de la Graine de moutarde blanche, et en a pris, pendant quatre mois, neuf cuillerées à bouche par jour, en trois doses, ce qui l'a très-bien guéri de tous ses maux, et même de sa surdité.

FAIT. — *Maux d'yeux.* — M. César, rue Saint-Christophe, maison de l'épicier, avait les yeux rouges et enflammés, il en découlait une humeur visqueuse; il a pris pendant huit jours de la Graine de Moutarde blanche, ce qui a fait disparaître la rougeur et cesser l'écoulement. Il a cessé trop tôt l'usage de ce remède, et la rougeur, ainsi que l'écoulement sont revenus, il s'est remis à l'usage de la graine, et la rougeur a de nouveau disparu, l'écoulement a aussi cessé; enfin il a continué d'en prendre pendant un mois, et il s'est très-bien guéri.

FAIT. — *Maux d'yeux, perte de la vue.* — Un ouvrier de M. Malart, fabricant de calicots, au marché Beauveau, avait mal aux yeux, et ce mal avait augmenté au point qu'il n'y voyait plus du tout, ce qui l'avait forcé d'abandonner son ouvrage; il y avait quinze jours qu'il ne travaillait plus, il apprend que la Graine de Moutarde blanche, prise en nature, a produit des effets merveilleux sur plusieurs personnes affectées de divers maux d'yeux. Il s'empresse de faire acheter de cette graine, et d'en prendre de la manière indiquée dans la brochure du docteur Cooke; les effets ont été si prompts, qu'au bout de quinze jours il y voyait très-bien et qu'il s'est remis à son ouvrage.

FAIT. — *Maux de tête.* — M. Vielfort fils, rue des Grands Degrés, nº 6, avait habituellement des maux de tête, et quelquefois des crises si violentes, qu'il en faisait des cris à effrayer ses parents et ses voisins; il a fait usage de la Graine de Moutarde blanche pendant environ deux mois, il s'est très-bien guéri.

Tracasseries suscitées au sieur Didier.

Le 9 juin, deux membres du conseil phamaceutique et un commissaire de police entrèrent vers midi chez le sieur Didier, éditeur de diverses traductions de la brochure du docteur Cooke, relative aux propriétés médicales de la Graine de Moutarde blanche, dressèrent procès-verbal et saisirent, 1º ces brochures; 2º une grande quantité d'exemplaires du 1er numéro du journal des guerisons obtenu par l'usage de la Graine de Moutarde blanche et 3º des prospectus en grande quantité, sous le prétexte qu'il ne pouvait vendre et distribuer ces sortes de publications. Le sieur Didier se préparait à défendre ses droits, lorsque l'autorité l'a faitprévenir qu'il pouvait retirer les objets saisis, et qu'on ne pouvait en empêcher la publication et la vente.

FIN.

www.ingramcontent.com/pod-product-compliance
Ingram Content Group UK Ltd.
Pitfield, Milton Keynes, MK11 3LW, UK
UKHW020315220726
13923UKWH00003B/1169